Wissenschaftliche Taschenbücher

WTB

Chemie

R. Klaus Müller
Karlheinz Lohs

Toxikologie

Einführung - Probleme - Tendenzen

Akademie-Verlag Berlin

WTB Wissenschaftliche Taschenbücher

CHEMIE

Eine Auswahl lieferbarer Bände:

Klaus Budde / Helmut Bulle
Helmut Rückauf
Stöchiometrie
chemisch-technologischer Prozesse

Werner Döpke
Dynamische Aspekte der Stereochemie
organischer Verbindungen

Peter Hallpap / Dietmar Stadermann
Stereochemie
organisch-chemischer Reaktionen

Siegfried Hauptmann
Über den Ablauf
organisch-chemischer Reaktionen
5., bearbeitete Auflage

Peter Hellmold
Hochtemperaturreaktionen
Eine Einführung

Hans-Werner Kammer / Kurt Schwabe
Einführung in die Thermodynamik
irreversibler Prozesse

Horst Kehlen / Frank Kuschel
Horst Sackmann
Grundlagen der chemischen Kinetik
3., bearbeitete Auflage

Reinhard Kirmse / Joachim Stach
ESR-Spektroskopie
Anwendungen in der Chemie

Hans Luppa
Grundlagen der Histochemie
Teil I und II

Hasso Meinert
Fluorchemie
Zur Chemie und Anwendung

Evgeni E. Nikitin / Lutz Zülicke
Theorie chemischer Elementarprozesse

Reaktive Zwischenstufen
in der organischen Chemie

Dieter Onken
Antibiotika
Chemie und Anwendung
2., bearbeitete Auflage

Ernst Schmitz
Organische Zwischenprodukte

Joachim Schuppan
Theorie und Meßmethoden
der Konduktometrie

Anwendungen der Konduktometrie

Wolfgang Wagner
Chemische Thermodynamik
4., bearbeitete Auflage

WTB

BAND 270

R. Klaus Müller

Karlheinz Lohs

Toxikologie

Einführung — Probleme — Tendenzen

Mit 37 Abbildungen und 13 Tabellen

AKADEMIE-VERLAG BERLIN

Reihe CHEMIE

Herausgegeben im Auftrage der Akademie der Wissenschaften der DDR

von:

Prof. Dr. Dr. h. c. mult. H. Klare, Berlin

Verfasser:

Doz. Dr. sc. nat. R. Klaus Müller (Kapitel 1., 2.1.2., 2.1.3.)
Karl-Marx-Universität Leipzig
Institut für Gerichtliche Medizin
Abteilung Toxikologische Chemie

Prof. Dr. rer. nat. habil. Dr. h. c. Karlheinz Lohs (Kapitel 2.)
Forschungsstelle für chemische Toxikologie
der Akademie der Wissenschaften der DDR
Leipzig

ISBN 3-05-500298-9
ISSN 0084-0971

1987
Erschienen im Akademie-Verlag Berlin, Leipziger Straße 3—4,
DDR-1086 Berlin

Lizenznummer: 202 · 100/466/87
Printed in the German Democratic Republic
Gesamtherstellung: VEB Druckhaus „Maxim Gorki“, 7400 Altenburg
Lektor: Fritz Schulz
LSV 1204, 2064
Bestellnummer: 762 824 1 (7270)

01250

Vorwort

Auf toxikologischem Gebiet ist der Kenntnisstand der Chemiker und anderer Naturwissenschaftler noch sehr mangelhaft; das in den Studien- und Lehrveranstaltungen vermittelte Wissen über die Toxikologie der Elemente und Verbindungen bleibt weit hinter den Erfordernissen der Praxis zurück. Dies ist angesichts der Chemisierung großer Bereiche der Industrie und Landwirtschaft sowie der nach Art und Menge ständig zunehmenden chemischen Erzeugnisse in den Haushalten und in der Freizeitsphäre ein Anachronismus. Eigentlich sollten doch jene Berufsgruppen, die mit der Herstellung und Anwendungserschließung chemischer Erzeugnisse betraut sind, eine besonders hohe Kenntnis der Gefahren dieser Erzeugnisse sowie ihrer Ausgangs-, Zwischen-, Neben-, Abbau- und Abfallprodukte haben. Während es auf dem Gebiet des Brandschutzes und der Explosionsgefährdung seit Jahrzehnten eine sehr detaillierte Wissensvermittlung über die speziellen Gefahren und ihre Beherrschung gibt, fehlt es an vergleichbarem Wissen hinsichtlich der akuten und chronischen Vergiftungen sowie der vergiftungsbedingten Spätschäden.

In Verbindung mit der Umweltschutzproblematik hat in den letzten Jahren die Toxikologie — und insbesondere die chemische Toxikologie — erheblich an Bedeutung (und damit auch an öffentlichem Interesse) gewonnen. Das Defizit an toxikologischen Kenntnissen bei Chemikern und anderen Naturwissenschaftlern muß daher abgebaut werden, damit umwelttoxikologische, arbeitshygienische sowie sicherheitsstechnische Probleme in angemessener Weise gelöst werden können. Dabei sind die Erfahrungen aus der allgemeinen Toxikologie — vor allem über die Prinzipien und die Bedingungen der Giftwirkung — mindestens ebenso wichtig wie das Wissen zur speziellen Toxikologie der Elemente und Verbindungen. Hierzu einen Beitrag zu leisten, ist die Zielsetzung dieser knappen Einführung in die Toxikologie.

Ein Taschenbuch vermag kein Lehrbuch zu ersetzen, ebenso wie es nicht als vollwertiger Ersatz für eine dringend notwendige Vorlesung im Fachstudium von Chemikern und anderen Naturwissenschaftlern anzusehen ist.

Im Sinne eines Heranführens an chemisch-toxikologische Probleme und einer ersten Orientierung sollen die nachfolgenden Kapitel ein Bekanntmachen mit der Toxikologie ermöglichen. Deshalb ist der gebotene Stoff auch bei der allgemeinen Toxikologie weitgehend auf das Elementarwissen beschränkt geblieben. Im speziellen Teil des Buches werden bewußt nur einige ausgewählte Elemente und Verbindungen behandelt, für die hinreichend gesicherte toxikologische Fakten vorliegen, wobei auch hier durch den Umfang des Taschenbuches auf zu spezielle Details oder auf die Wiedergabe von Einzelbefunden verzichtet wird. Die Verständlichkeit und Lesbarkeit des Textes sollen den Benutzer dieser Einführung — vor allem auch den Nichtmediziner — zu den größeren Lehr- und Handbüchern hinführen bzw. auf ein vertiefendes Studium der Toxikologie einstimmen.

Von welcher naturwissenschaftlichen Disziplin aus man an toxikologische Fragen herangeht, unabdingbar ist die Bereitschaft zur Beschäftigung mit der Anatomie und Physiologie des Menschen und der Tiere. Wenn auch die moderne Toxikologie nach ihrem Inhalt und Umfang nicht mehr allein durch die Medizin repräsentiert werden kann, so ist sie doch eine primär auf Vorgänge im Organismus von Menschen und Tieren sich beziehende wissenschaftliche Disziplin, so daß Laboratoriumsbefunde in jedem Falle der gedanklichen Umsetzung in die Verhältnisse des lebenden Organismus bedürfen. Medizinische Grundkenntnisse sind deshalb für alle jene Chemiker und anderen Naturwissenschaftler, die sich mit der Toxikologie näher befassen, ebenso unerläßlich, wie heute kein Mediziner ohne chemisches Wissen zum Verständnis von Arzneiwirkungen und -nebenwirkungen gelangen kann.

Solche einführenden Bemerkungen erscheinen uns inbesondere bei einem Taschenbuch der Toxikologie notwendig, um den Benutzer auf die Grenzen der gewählten Darstellung ebenso aufmerksam zu machen wie auf das Erfordernis des Studiums flankierender Literatur aus dem Bereich der Biowissenschaften und insbesondere der Grundlagen der Medizin.

Was jedoch dieses Buch ebenso wie die vorstehend erwähnten biowissenschaftlich-medizinische Zusatzliteratur nur im Ansatz zu vermitteln vermag, ist die ethisch-moralische Dimension, die mit dem Wissen um die Gifte und ihrer Wirkungen verbunden ist. Es gibt nur wenige Wissenschaftsgebiete, in denen Nutzen und Verderben so nahe beieinander liegen wie auf dem Gebiet der Toxikologie. Unwissenheit, Leichtsinn und auch Verbrechen können in der Handhabung der Gifte zu katastrophalen Auswirkungen führen: Giftmüllskandale, Genußmittel- und Rauschgiftmißbrauch sowie die Verwendung von Giften als Terrormittel im Kriegsgeschehen sind weltweit bekannte Tatsachen. An einigen Stellen im speziellen Teil dieses Buches wird darauf noch kurz eingegangen. Sie können jedoch nur andeuten, was in den Konsequenzen weit über den fachwissenschaftlichen Gegenstand der Toxikologie hinausgeht. Auf nationaler wie auch auf internationaler Ebene existieren hierfür Programme vom Umweltschutz über Bekämpfungsaktionen gegen den Drogenkonsum bis zum Verbot chemischer Kampfstoffe und zur Abrüstung.

Die Autoren danken dem Akademie-Verlag für das verständnisvolle Eingehen auf vielfältige Wünsche.

Den Lesern dieses Taschenbuches wären wir für kritisch-hilfreiche Hinweise auf Fehler oder Mängel dankbar.

R. Klaus Müller / Karlheinz Lohs

Inhalt

1. Allgemeine Toxikologie

1.1. *Definitionen, Wirkungsbedingungen der Gifte*

Die Toxikologie ist die Wissenschaft von den Schädigungen, die Stoffe infolge ihrer molekularen Wechselwirkungen an lebenden Organismen verursachen.

Vergiftungen sind Krankheiten, die durch Giftbeibringung (Applikation) verursacht werden. Nach dem Erscheinungsbild sind sie im allgemeinen von anderen Krankheiten nicht scharf abzugrenzen.

Gifte sind nicht bestimmte Stoffe schlechthin (unter allen Umständen); als Gifte (giftig, toxisch) wirken Stoffe nur in schädigenden Mengen (Dosen, Konzentrationen) und unter bestimmten Bedingungen.

Zu diesen Bedingungen gehören neben der Natur des Stoffes und seiner Anwendungsform (fest, gelöst; rein oder mit Begleitstoffen usw.) dessen Menge, Konzentration oder Konzentrations/Zeit-Produkt, die Art (Ort, Geschwindigkeit) der Applikation sowie Art und gegebenenfalls individuelle Besonderheiten des biologischen Objektes.

Gifte können somit als Stoffe definiert werden, die auf Grund ihrer stofflichen (chemischen oder physikalisch-chemischen) Eigenschaften und Mengen unter bestimmten Bedingungen den lebenden (im engeren Sinne menschlichen oder tierischen) Organismus schädigen können.

Die Betonung der stofflichen Eigenschaften läßt Wirkungen außer acht, die auf körperliche oder rein physikalische Eigenschaften zurückgehen (Form, Organisiertheit u. a.). So werden etwa Nadeln, Asbestfasern, zerkleinerte Tierborsten oder Mikroorganismen nicht als Gifte verstanden, eine Verbrühung nicht zu den Vergiftungen gerechnet. Der Übergang ist jedoch fließend, z. B. hinsichtlich Schädigungen durch radioaktive Stoffe, Bakterientoxine.

Auch Pharmaka (Arzneimittel, Heilmittel) üben auf Grund

ihrer stofflichen Eigenschaften unter bestimmten Bedingungen Wirkungen auf lebende Organismen aus, wobei das Auftreten erwünschter Heilwirkungen oder unerwünschter toxischer Wirkungen lediglich von der Dosierung und den Anwendungsbedingungen abhängt. Arzneimittel sind daher immer auch Gifte. Die Definitionen Pharmakon und Gift (Toxikon, Toxon) sind kaum scharf abgrenzbar; manche Autoren setzen sie nahezu gleich. Während jedoch die Arzneimittel unter bestimmten Bedingungen toxisch wirken können, gibt es zahlreiche Stoffe mit bereits in geringster Dosierung lediglich toxischer Wirkung ohne jeden Heilmitteleffekt (z. B. Kohlenmonoxid, HCN, Benzpyren, 2.3.7.8.-Tetrachlordibenzodioxin = TCDD = Dioxin, Botulinustoxin).

Die Aufgaben der Toxikologie sind Feststellung und Untersuchung der Art, des Ausmaßes und der Bedingungen der Giftwirkung mit dem Ziel, Hinweise für die Prophylaxe, Erkennung und Behandlung von Vergiftungen geben zu können. Wegen der Parallelen zur Arzneimittelwirkung, des Auftretens vieler Arzneimittel als Vergiftungsursache und der grundsätzlich gleichen Methodik wird sie oft als Spezialdisziplin innerhalb der Pharmakologie betrachtet. Der Gegenstand der Toxikologie erstreckt sich jedoch auf einen weit größeren Kreis von Stoffen und wird von einer Reihe mehr oder weniger selbständiger und von einander unabhängiger Aufgabengebiete bearbeitet.

Je nach der spezifischen Aufgabenstellung der biowissenschaftlich orientierten Toxikologie unterscheidet man experimentelle, klinische, medizinische, Industrie-, Arbeits- oder Gewerbe-, Umwelt-, Militär-, Veterinär- und Lebensmitteltoxikologie. Die chemische Toxikologie untersucht Beziehungen zwischen der Struktur und der Wirkung von Giften einschließlich der Entgiftungsreaktionen. Der analytischen Toxikologie (oder toxikologischen Analytik) obliegt der Nachweis von Giften und Vergiftungen. Diese ist wie die Toxikologische Chemie keine Biowissenschaft; sie hat mit der Toxikologie wohl den Gegenstand — eben die Gifte — gemeinsam, bedient sich aber überwiegend rein chemischer bzw. physikalisch-chemischer Analysenmethoden zum Nachweis und zur Konzentrationsbestimmung von Giften (toxikologische oder toxikologisch-chemische Analytik). Insofern jedoch bei der Beurteilung von Analysenergebnissen auch biologische Aspekte, Struktur/Wirkungs- und Dosis/Wirkungsbeziehungen zu berücksichtigen sind, existieren zwischen diesen Definitionen keine scharfen Grenzen, und die Bezeichnungen für toxikologische Teilgebiete werden übergreifend und zum Teil synonym verwendet.

Tabelle 1
Aufgabengebiete der Toxikologie

Teilgebiet	Aufgaben
Arzneimittel-Toxikologie:	Toxizitätsprüfung neuer Wirkstoffe (Tierversuche, klinische Testung), Untersuchung von Nebenwirkungen bei regelrechter medizinischer Anwendung und von Vergiftungen bei Überdosierung oder nicht medizinisch indizierter Verwendung (Fallauswertung, Tierexperiment, Diagnose- und Therapiehinweise).
Chemische Toxikologie:	Untersuchung chemischer Aspekte der Giftwirkung (Struktur/Wirkungsbeziehungen, Stabilität und Entgiftung, molekulare Wirkungsmechanismen, Biotransformation).
Toxikologische Chemie:	Vorwiegend chemische Analyse von Giften, soweit nicht synonym mit Chem. Toxikologie.
Forensische Toxikologie:	Aufklärung fraglicher Vergiftungen und Mißbrauchsfälle (Analysen zur Feststellung der Art und Konzentration von Giften in biologischem Material und Spuren, Beurteilung der Kausalität).
Industrie- oder Gewerbe-Toxikologie:	Untersuchungen zu akuten und chronischen Intoxikationen durch Stoffe der Arbeitsumwelt (Feststellung der Art- und Dosis/Wirkungs-Relationen toxischer Schädigungen; Diagnose und Therapie; Prophylaxe durch Festlegung von Schutz- und Havariemaßnahmen sowie von Toleranzgrenzen wie MAK-Werten).
Klinische Toxikologie:	Diagnose und Therapie von (vorwiegend akuten) Intoxikationen; Therapiehinweise für die Notfallbehandlung in nichtspezialisierten Einrichtungen und für die Erste Hilfe (auch durch Laien); Toxikologischer Auskunftsdienst auf der Basis von Gift-(Produkten-) und Fall-Dokumentationen.
Lebensmitteltoxikologie:	Feststellung toxischer Komponenten (native Bestandteile, Zersetzungsprodukte, Zusatzstoffe, Kontaminanten) von Lebensmitteln; Untersuchung der toxischen Wirkungen; Festlegung von Konzentrations-Grenzwerten und -Kontrollverfahren sowie technologischer Alternativen.

Fortsetzung Tabelle 1

Teilgebiet	Aufgaben
Militärtoxikologie:	Nachweis chemischer Kampfstoffe, Schutzmaßnahmen und Therapie, Entgiftung, schadlose Beseitigung.
Ökotoxikologie (Umwelttoxikologie):	Aufdeckung und Aufklärung der Schadwirkungen von Stoffen auf Ökosysteme (Luft, Wasser, Boden, Pflanzen und Tiere), und deren Rückwirkungen auf den Menschen (Feststellung der Art und Menge bzw. Konzentration von Schadstoffen, deren Ausbreitung und Persistenz, von Konzentrations/Wirkungs-Beziehungen; Festlegung von Emissions- und Immissionsgrenzwerten, Präventivmaßnahmen, Deponie- und Entgiftungsverfahren, Überwachungsregimes).
Pflanzenschutzmittel-Toxikologie:	Toxizität von Wirkstoffen und Formulierungen (Fertigpräparaten) besonders bei Feldanwendung; Rückstandsbestimmung, Persistenz; Festlegung von Schutz- und Kontrollmaßnahmen.
Veterinärtoxikologie:	Feststellung, Prophylaxe und Therapie von Vergiftungen an Tieren (bes. Nutztieren); Untersuchungen zur Toxizität gegenüber den relevanten Tierarten

Die Toxikologie wird heute zunehmend als multidisziplinäres Wissenschaftsgebiet aufgefaßt, das ohne die gleichberechtigte Zusammenarbeit zahlreicher biologisch-medizinischer und chemisch-physikalischer Teilgebiete untereinander und mit angrenzenden Disziplinen nicht erfolgreich entwickelt und daher von keinem derselben allein dargestellt werden kann.

Die Teilgebiete betonen je nach der Fragestellung die chemische (stoffliche) Seite des Giftes oder die biologische (organismische) Seite der Vergiftung; besonders augenfällig ist außerdem bei der Toxikologie die Verflechtung mit technischen und Gesellschaftswissenschaften, mit ökologischen und ökonomischen Fragen.

Die der Toxikologie eingeräumte Rangordnung steht vielfach noch im Gegensatz zu ihrer deduktiv abzuleitenden gesamt-

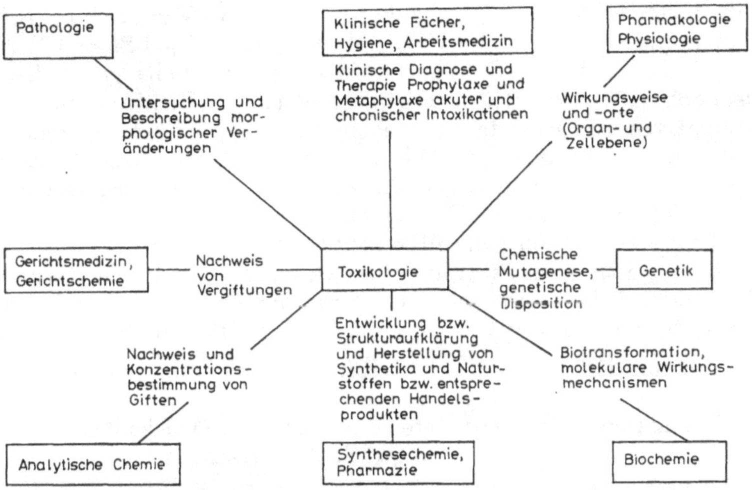

Abb. 1. Beziehungen zwischen der Toxikologie und angrenzenden Fachgebieten

gesellschaftlichen Bedeutung. Definiert man nämlich allgemein die Toxikologie als Wissenschaft von Fremdstoffen und deren schädlichen Wirkungen auf Lebensprozesse, dann hat dieses Fachgebiet mit dem Erwerb von Wissen über Gifte und Giftwirkungen, über deren Vermeidung und Bekämpfung eine der elementaren Lebensnotwendigkeiten zum Gegenstand, denn seit der Entstehung des Lebens haben sich Organismen mit chemischen Noxen in ihrer Umwelt auseinanderzusetzen.

An der Diskrepanz zwischen Relevanz und Rang des Fachgebietes haben die noch immer fehlende Institutionalisierung der Toxikologie, ihre Ansiedlung an der Grenze mehrerer anderer Fächer und ihre mangelnde Repräsentation in der Lehre ebenso Anteil wie das noch ungenügende integrative Selbstverständnis als eines multidisziplinären Fachgebietes anstelle einzelner isolierter Arbeitseinrichtungen.

Erlangt die Toxikologie gesamtgesellschaftliches Interesse, so ist dieses fast überall belastet durch die meist emotional geführten Umweltdiskussionen. Der Toxikologe bewegt sich dann nicht nur zwischen den angrenzenden oder übergreifenden klassischen Disziplinen, er steht auch einer ungerechtfertigten Verteufelung der Chemie auf der einen und dem unbedachten „Vogel-Strauß-Verhalten" zu toxischen Gefahren auf der anderen Seite gegenüber. Dennoch gibt es deutliche Fortschritte in der Richtung auf ein integratives Selbstverständnis einer neuen, umfassenden multidisziplinären Toxikologie. Die wachsende Bedenklichkeit auch gegenüber potentiellen toxischen Gefahren auf allen Ebenen ist schließlich ein über das Fachgebiet hinausreichender positiver Effekt des erwachten Umweltbewußtseins.

Ob ein bestimmter Stoff auf eine bestimmte biologische Spezies (Tier- oder Pflanzenart) als Gift wirkt, hängt zunächst von der Form ab, in der er angewandt wird, das betrifft z. B. die

— Modifikation: hohe Toxizität von gelbem im Gegensatz zu rotem Phosphor

— Wertigkeitsstufe: geringere Toxizität von Quecksilber-I- gegenüber Quecksilber-II-Salzen

— Dispersionsgrad: flüssiges Quecksilber ist praktisch ungiftig, Quecksilberdampf wirkt bei Inhalation toxisch; körniges SiO_2 ist ungiftig, staubförmiges führt bei langandauernder Inhalation zu Silikose (Staublungenerkrankung)

— Verbindungstyp, Salzform, Löslichkeit: Bariumsulfat ist ungiftig, Bariumchlorid hochtoxisch.
Bleitetraethyl zeigt qualitativ und quantitativ andere Toxizität als Bleisalze.
In Komplexen können sowohl Zentralatome als auch Liganden gegenüber den freien Ionen verändert (meist weniger) toxisch sein: CN' in $Fe(CN)_6$, Pb^{2+} in $PbEDTA''$.

Wegen dieser Faktoren müssen Giftwirkungen immer auf eine konkrete Erscheinungsform des Giftes bezogen werden. Toxizitätsangaben oder Schilderungen von Vergiftungsbildern beziehen sich z. B. nicht auf das Element Quecksilber, sondern entweder auf lösliche Quecksilbersalze, auf Hg-Dampf oder auf organische Quecksilberverbindungen usw.

Wasser- (bzw. auch lipid-)unlösliche Stoffe galten früher als ungiftig. Absolut unlösliche Stoffe gibt es jedoch bekanntlich nicht; folgerichtig erwies sich z. B. der „praktisch unlösliche" Quarzstaub — wenigstens bei chronischer Einwirkung — doch als toxisch. Zur Dosisabhängigkeit der Giftwirkung stellte schon Paracelsus 1537 in der dritten seiner 7 Defensiones fest:

„Alle Dinge sind Gift und nichts ist ohn' Gift, — allein die Dosis macht, daß ein Ding kein Gift ist.“

Auf jeden Fall wird die Giftwirkung stets durch quantitative Parameter (Menge bzw. Konzentration, Geschwindigkeit der Zufuhr bzw. Einwirkungszeit) entscheidend mitbestimmt. Die Wirkung ist jedoch bei sonst konstanten Bedingungen nur selten linear von der Dosis abhängig, wenn auch bei dem häufig S-förmigen Verlauf der Dosis-Wirkungs-Kurve im mittleren Teil annähernd eine Linearität besteht. Zur Bewertung der Toxizität (Giftigkeit) einer Substanz werden verschiedene Maßzahlen verwendet, die jedoch aus verschiedenen Gründen keine Absolutzahlen darstellen und in ihrer Bedeutung (besonders in ihrer Gültigkeit für spezielle Bedingungen bzw. in ihrer Übertragbarkeit auf andere Situationen) nicht überschätzt werden dürfen.

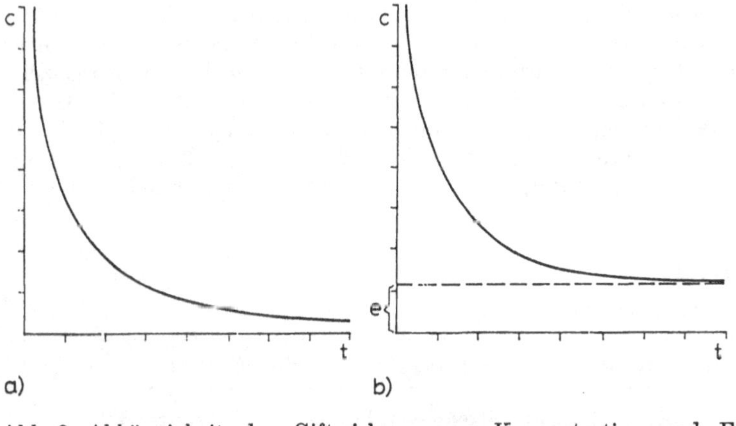

Abb. 2. Abhängigkeit der Giftwirkung von Konzentration und Einwirkungszeit

a) Häufig ist die Wirkung dem Produkt aus Konzentration (am Wirkort) und Zeit $c \cdot t = W =$ const proportional (HABERsche Regel). Das entspricht der verlustlosen Addition aller toxischen Einzelereignisse.

b) Bei sehr geringen Konzentrationen und sehr langen Einwirkungszeiten kann infolge von Eliminationsvorgängen eine wirkungsfreie Zone (e) entstehen; die vorige Beziehung ändert sich dann in $(c - e)\, t =$ const.
Unterhalb der Schwellenkonzentration e passiert der Fremdstoff den Organismus hinsichtlich des betrachteten Effektes wirkungslos.
Für mutagene und cancerogene Stoffe ist die Existenz von Schwellenkonzentrationen umstritten.

Toxizität

Die letale Dosis (*LD*, auch Dosis letalis = *DL*) führt nach Beobachtungen in einzelnen oder mehreren Fällen zum Tode. Da es sich bei Vergiftungen am Menschen nur um zufällige und oft unvollständige Beobachtungen handelt, streuen die publizierten Letaldosen erheblich und sind häufig wegen des Fehlens wesentlicher Angaben (z. B. ob Giftentfernung durch Erbrechen, Durchfall; letaler Ausgang ohne oder trotz Therapie) von begrenztem Aussagewert.

An Versuchtstieren kann mit größerer Sicherheit die LD_{50} bestimmt werden, die bei 50% der vergifteten Tiere letal wirkende Dosis. Die LD_{50} kann durch normierte Versuchs- und Auswertungsprogramme annähernd reproduzierbar bestimmt werden. Die Reproduzierbarkeit von LD_{50} aus der Literatur ist jedoch vielfach eingeschränkt, da Angaben über die Bedingungen fehlen, unter denen diese Werte ermittelt wurden (z. B. die Beobachtungszeit, innerhalb der 50% der Tiere nach der Applikation des Giftes starben (üblicherweise 24 Stunden); die angewandte Methode zur LD_{50}-Berechnung, z. B. nach BIERMANN, nach KERBER; Applikationsart und -form, Tierspezies, -stamm, -haltungsbedingungen).

Tabelle 2

Toxikologische Prüfung neuer Stoffe

Prüfungskategorie	Prüfkriterien	Aussage
Prüfung der akuten Toxizität — an mehreren Tierarten (Ganztier, nicht lediglich an Organpräparaten; beide Geschlechter) — in verschiedenen Dosen bzw. Konzentrationen — mit mehreren Applikationsarten (Zufuhrwegen)	Allgemeinverhalten Organfunktionen und -morphologie Letaltoxizität (Letalität)	Wirkungsart — mechanismus — profil (Symptomatik) Dosis/Wirkungs-Beziehungen (insbes. auch LD_{50}) Hinweise zur Vergiftungstherapie

Fortsetzung Tabelle 2

Prüfungskategorie	Prüfkriterien	Aussage
Wiederholte Applikation	Wirkungsqualität und Wirkungsausmaß (ED_{50}, LD_{50})	Sensibilisierung Auftreten neuer Wirkungen Toleranzentstehung
Toxikokinetik (Pharmakokinetik) Einfache und wiederholte Applikation an mehreren Tierarten und am Menschen auf mehreren Zufuhrwegen	Zeitabhängigkeit von Blut- und Gewebskonzentrationen; Biotransformation (Metabolisierung), Ausscheidung über Urin, Kot, Galle, evtl. Atemluft	Resorption und Verteilung im Organismus Enterohepatischer Kreislauf Biotransformation Elimination Exkretion Kumulation Unterschiede Tier/Mensch Hinweise auf den molekularen Wirkungsmechanismus
Chronische Toxizität Langzeitapplikation (3 Monate···7 Jahre) in 3 Dosierungen an (meist 2) Tierarten mit ähnlicher Toxikokinetik wie der Mensch	Gesamtverhalten (z. B. Motilität) Körpergewichtsentwicklung Hämatologie Organfunktionen (Leber, Niere, Herz und Kreislauf, evtl. Sinnesorgane) Bei der Sektion der Tiere nach Abschluß: Organgewichte, -histologie, Tumorhäufigkeiten	Qualität und Quantität toxischer Effekte Schwellendosen und -konzentrationen
Spezielle Toxizitätsprüfung		
Cancerogenität	Art und Häufigkeit benigner (gutartiger) und maligner (bösartiger) Tumoren; Lokalisation	Tumor- und speziell Krebsrisiko

Fortsetzung Tabelle 2

Prüfungskategorie	Prüfkriterien	Aussage
Mutagenität	Punktmutationen Chromosomen-veränderungen (-aberrationen)	Genotoxizität (Erbgutveränderungen)
Teratogenität	Embryonalentwicklung: — Aborte (Fehlgeburten) — Art und Häufigkeit von Mißbildungen	Mißbildungsrisiko

Für die Beurteilung am Menschen sind an Versuchstieren erhaltene Letaldosen (wie Toxizitätsangaben allgemein) nicht ohne weiteres übertragbar.

Die Toxizität gegenüber verschiedenen Tierarten differiert vielfach um Zehnerpotenzen. So beträgt die LD_{50} von Atropin beim Menschen etwa 1,5 mg/kg, bei Kaninchen (die ein Ferment zur Spaltung der Esterbindung der Tropaalkaloide besitzen) 1500 mg pro kg.

Am besten übertragbar sind die Werte noch zwischen Arten mit ähnlichen Ernährungsgewohnheiten und ähnlichen Enzymaktivitäten. Von den kleinen Laboratoriumstieren erlauben Beobachtungen an Ratten und Mäusen bedingt Rückschlüsse auf den Menschen (gemischt pflanzlich-tierische Nahrung).

Noch ausschlaggebender ist der Fakt, daß außer den Unterschieden in der Dosis/Wirkungs-Beziehung die Giftwirkung auch qualitativ von Tierart zu Tierart variieren kann. Beispielsweise kann aus Tierversuchen keine sichere und exakte Risikobewertung hinsichtlich möglicher teratogener[1]), mutagener[2]) oder karzinogener (krebserregender, auch cancerogener) Wirkungen an Menschen abgeleitet werden, da bei Menschen auftretende Schädigungen bei Tieren fehlen können (und umgekehrt). Die in den 60er Jahren weltweit bekannt gewordene Teratogenität angeborener

---

[1]) Teratogene Stoffe erzeugen bei Einwirkung während der Schwangerschaft Mißbildungen am Foeten (Embryo).

[2]) Mutagene Stoffe erzeugen sprunghafte Änderungen der Erbanlagen (Gene) durch Reaktionen mit der DNS (Desoxyribonukleinsäure) des Zellkerns; Embryotoxizität, Genotoxizität.

Mißbildungen nach Einnahme des akut sehr wenig toxischen Schlafmittels Thalidomid (Contergan®) tritt z. B. auch an Schafen auf, fehlte aber bei der Prüfung an den üblicherweise für die Toxizitätsermittlung neuer Arzneimittel verwendeten Tierarten. Auch Wirkungen auf das menschliche Zentralnervensystem (*ZNS*) sind aus Tierversuchen wegen des niedrigeren Entwicklungsniveaus des tierischen ZNS schwer ableitbar.

Entsprechend der LD_{50} können eine minimale letale Dosis $< LD_5$ und eine sicher letale Dosis LD_{99} (zuweilen ungenau als LD_{100} bezeichnet) definiert werden, die bei 5% bzw. 99% der behandelten Individuen tödlich wirken.

Bei Gasen und Dämpfen ist die Angabe toxischer Konzentrationen sinnvoller. Die akute LC_{50} tötet nach 4stündiger Inhalation 50% der exponierten Individuen innerhalb von 48 Stunden.

Eine toxische Dosis (Dosis toxica; z. B. $Dtox_{50}$) ist noch wenig sicher anzugeben, da sie stark von der Definition der bereits als toxisch anzusehenden Wirkung abhängt. Sinnvoller ist die Angabe der Dosen oder Konzentrationen, die mit hoher Sicherheit nicht zu Schädigungen führen. Dazu zählen die für den Apotheker wichtigen Einzel- bzw. Tagesmaximaldosen (*EMD, TMD*). Die Einzelmaximaldosis führt bei sachgerechter Kurzzeit-Anwendung normalerweise nicht zu Schädigungen, darf aber ebenso wie die TMD nicht kritiklos wiederholt gegeben werden.

Besonders für chronische Expositionen (Schutz vor beruflichen Vergiftungen, Umwelteinflüssen) wurden *MAK*-Werte (maximale Arbeitsplatzkonzentrationen, englisch *MAC* = *m*aximal *a*llowable *c*oncentrations oder neuerdings threshold limiting values) bzw. *MIK*-Werte (*m*aximale *I*mmissions-*K*onzentrationen als Grenzwerte für den Umweltschutz) festgesetzt.

Bei Arzneimitteln werden die toxischen Dosen

— für konkrete praktische Vergiftungsfälle oder als Grenzbereich für verschiedene beobachtete Vergiftungsfälle absolut in g angegeben; im letzteren Fall beziehen sie sich meist auf Erwachsene mit etwa 70 kg Körpermasse,
— bei experimenteller Ermittlung in mg/kg Körpermasse (mit Angabe der Tierart) und der Art der Applikation = Beibringung; z. B. oral oder per os, durch den Mund; parenteral, d. h. unter Umgehung des Verdauungstraktes, also durch eine Injektion, Inhalation, durch die Haut usw.)

Bei Arzneimitteln muß außer der erwünschten Heilwirkung auch bei den therapeutischen Dosen mit unerwünschten toxischen Wirkungen (Nebenwirkungen) gerechnet werden. Als Ausdruck dafür wurde die therapeutische Breite (Quotient aus der toxischen und der therapeutisch wirksamen Dosis) eingeführt:

$$Q = \frac{\text{Dosis toxica}_{50}}{\text{Dosis curativa}_{50}} \quad \text{oder} \quad Q = \frac{\text{Dosis letalis}_{50}}{\text{Dosis curativa}_{50}}$$

(Zum Beispiel für Narkosegase 2···3, für Penicillin 100.)

Um sich ein einigermaßen zutreffendes Bild von der therapeutischen Brauchbarkeit einer Substanz zu machen, reicht der therapeutische Quotient nicht immer aus. Bei einem flachen Anstieg der Dosis/Wirkungs-Kurve kann die Dosis curativa$_{95}$ schon im Bereich der Dosis toxica$_5$ oder gar der Dosis letalis$_5$ liegen, *obwohl* der Quotient verhältnismäßig groß ist.

Eine ungünstige therapeutische Breite wird um so eher in Kauf genommen werden können, je besser der Wirkungsspiegel zu steuern bzw. je weniger wegen der Schwere des Leidens auf das Mittel zu verzichten ist.

Akute Intoxikationen durch Arzneimittel gehen jedoch häufiger auf die Überdosierung bzw. den Mißbrauch als auf Nebenwirkungen zurück; solche akuten Vergiftungen sind damit häufig durch das Überwiegen der Hauptwirkung gekennzeichnet (z. B. tiefe Bewußtlosigkeit bei Schlafmittelvergiftung bzw. bei narkotisch wirkenden Opiumalkaloiden).

Die quantitativen Parameter der Toxizität verschiedener Stoffe unterscheiden sich um etliche Größenordnungen. Als „Gifte" gelten einige Stoffe, obwohl sie bei Erwachsenen erst in Mengen von 10···100 g tödlich wirken, während andere schon in Mengen $< 1\ \mu g$ den Tod herbeiführen können, also in einem Verhältnis von $1:10^8$. Schließlich können normalerweise sogar harmlose oder lebenswichtige Stoffe bei Überdosierung, übernormaler Konzentration, abnormaler Applikationsweise oder Krankheiten bzw. anderweitiger Vorschädigung toxisch wirken (Vitamine, Natriumchlorid, Zucker, auch Wasser und Sauerstoff).

Die praktische Bedeutung einer potentiell toxischen Substanz hängt aber nicht ausschließlich — und häufig nicht einmal vorrangig — von einer hohen Toxizität ab, sie ist dieser somit keineswegs proportional. Von der Toxizität (der Fähigkeit, unter bestimmten Bedingungen durch Giftwirkung zu schaden) ist deshalb die toxikologische Relevanz oder Gefährlichkeit eines Stoffes zu unterscheiden, nämlich die Wahrscheinlichkeit, daß diese Schädigung eintritt. Diese ist von weiteren Faktoren wie der Verbreitung, der Erlangbarkeit, der Art bzw. Schwierigkeit der Beibringung, der Verwechselbarkeit mit Lebens- und Genußmitteln bzw. anderen harmlosen Stoffen (Geschmack, Geruch, Farbe, Konsistenz, sogar Verpackung) abhängig.

Sowohl die Toxizität als auch die toxikologische Relevanz einer Substanz sind maßgebend für die gesetzliche Kontrolle potentieller Gifte durch die Giftgesetzgebung und entsprechende Regelungen bzw. für Listen von Giften, deren Erlangbarkeit eingeschränkt wird.

Bei der großen Anzahl bekannter chemischer Verbindungen ist es natürlich nicht möglich, alle bekannten potentiell toxischen Stoffe unter die Kontrolle der Gesetzgebung zu stellen.

Von den im Labormaßstab synthetisierten oder isolierten Stoffen sind außerdem toxische Eigenschaften zunächst meist nicht bekannt und werden erst im Vorfeld beabsichtigter praktischer Anwendungen ermittelt bzw. wurden früher vielfach sogar erst beim Auftreten von Vergiftungen bei praktischer Anwendung bekannt.

Für die Aufnahme in die Liste der durch Gift- bzw. Chemikalien-Gesetze kontrollierten Gifte ist daher außer der Toxizität notwendig, daß ein Stoff breitere praktische Verwendung findet.

Neuerdings wird in der DDR versucht, die Einstufung als Gift in verschiedenene Gruppen mit unterschiedlich starker Restriktion über die Toxizität zu regeln (z. B. mit dem Giftgesetz der DDR vom 7. April 1977).

Die vorstehend angeführten Kriterien werden dabei zusätzlich maßgebend berücksichtigt.

Von wesentlichem Einfluß auf die toxische Wirkung ist die Applikationsart. Grundsätzlich unterscheidet man lokale irritierende (am Anwendungsort schädigende, z. B. ätzende) von resorptiv (nach Aufnahme und Verteilung im Organismus) wirkenden Giften; die letzteren sind ungleich häufiger. (Natürlich gibt es auch Übergänge und sowohl lokal irritierend als auch resorptiv toxisch wirkende Stoffe.)

Bei der lokal irritierenden Giftwirkung ist die Art der Primärschädigung meist wenig vom Applikationsort abhängig; dagegen hängt das Ausmaß der Wirkung stark von der angewandten Konzentration ab (z. B. bei Säuren und Laugen).

Bei resorptiv wirkenden Giften hängt die Wirkung quantitativ und auch qualitativ von der Applikationsart ab, die z. B.

— oral (durch den Mund)
— rektal (Einführung in den Mastdarm = rectum)

— parenteral (unter Umgehung des Verdauungskanals)
— durch Injektion intravenös (iv.)
subcutan (sc.)
intramuskulär (im).
intraperitoneal (ip., d. h. in den vom Bauchfell = peritoneum ausgekleideten Bauchraum)
— durch die Haut (dermal, cutan)
— durch Inhalation (Einatmung) über die Lunge

erfolgen kann.

Resorption

Unter der Resorption (im Englischen wird meist „absorption" verwendet) versteht man die Summe der Vorgänge (passiver Diffusion wie auch aktiver Transportleistungen des Organismus) zur Aufnahme in den Blut- oder Lymphstrom, letztere spielt vor allem bei Stoffen mit Molmassen über 20000 eine Rolle.

An- und Abflutung am Wirkungsort sind vom Wechselspiel zwischen Resorption, Verteilung (Blut- und Lymphkreislauf, Diffusion und aktiver Transport) und Elimination abhängig.

Keine eigentliche Resorption ist bei der Injektion oder Infusion in die Blutgefäße (intravasale Applikation, meist in Venen) notwendig; die Wirkung tritt deshalb hier meist schneller ein als bei anderen Applikationsarten. Die anderen Injektionsarten und die Inhalation niedermolekularer Stoffe (Gase, Lösungsmitteldämpfe) führen meist ebenfalls rasch zum Wirkungseintritt, jedoch ist dessen Geschwindigkeit von mehreren Stoffeigenschaften und biologischen Faktoren abhängig. Außer bei der intravasalen Applikation können Resorptionsvorgänge durch verschiedene Einflüsse gefördert oder gehemmt werden.

Bei oraler Aufnahme werden die meisten Stoffe vorwiegend im Dünndarm resorbiert; aus der Darmwand gelangen sie entweder in die Lymphe oder über die Pfortader und die Leber in den Körperkreislauf. Werden in die Leber gelangende Stoffe mit der dort gebildeten Gallenflüssigkeit in das Duodenum (Zwölffingerdarm, Anfangsteil des Dünndarms) ausgeschieden, besteht die Möglichkeit der erneuten Resorption und der Ausbildung eines Pfortaderkreislaufs mit mehrfacher Leberpassage.

Lipoidlösliche Gifte werden auch schon im Magen resorbiert. Das ist vor allem bei sauren und neutralen organischen Verbindungen der Fall, während im sauren Milieu des Magensaftes dissoziierte Basen dort nicht resorbiert werden können. Diese können sogar mit

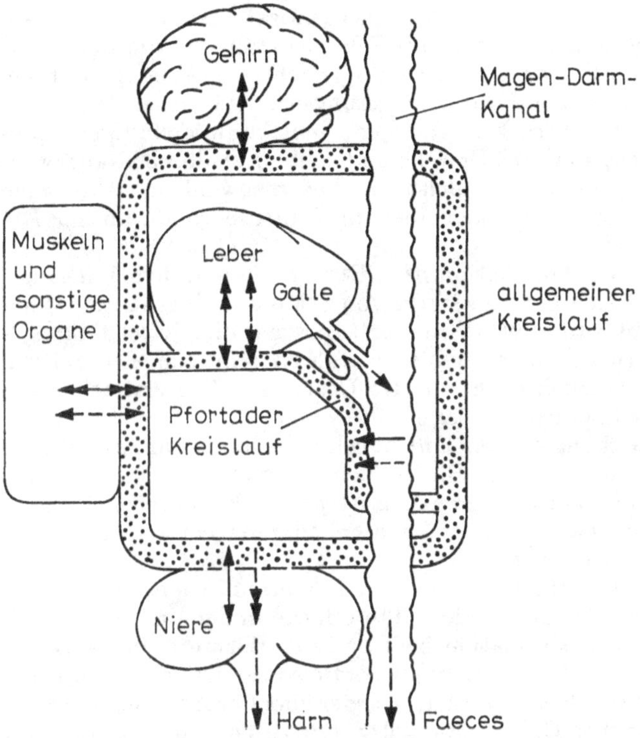

Abb. 3. Schema der Resorption, Verteilung und Ausscheidung organischer Verbindungen (z. B. Arzneimittel), nach REMMER

- - - - - - - - - Wasserlösliche Stoffe
——— Lipoidlösliche Stoffe

Stärker ausgezogene Pfeile zeigen einen rascheren Durchtritt durch Zellmembranen an. Wasserlösliche Stoffe können die Blut/Hirnschranke nicht passieren und wandern auch nur langsam in die übrigen Organe ein. Bei sinkender Blutkonzentration tritt eine Rückdiffusion aus den Organgeweben in das Blut ein.

dem Magensaft sezerniert werden, wenn sie sich bereits im Blutkreislauf befinden. (Daher ist der Nachweis basischer organischer Gifte im Mageninhalt kein sicherer Beweis für die orale Aufnahme.)

Früher unterschied man mehrere sogenannte „Giftwege“; die Resorptionssphäre (z. B. bei oraler Applikation den Magerkanal), die Wirksphäre (Blut, Lymphe, Gewebe der Wirkungsorte) und die Eliminationssphäre (die Leber als Hauptorgan für die Biotransformation, das Harnsystem als wichtigster Ausscheidungsweg, evtl. der Dickdarm — z. B. für Schwermetalle —, die Lunge bei flüchtigen Giften oder solchen mit flüchtigen Abbauprodukten, evtl. bestimmte Gewebe als Ablagerungsort — Speicher, Depot —). Diese Einteilung berücksichtigte jedoch nicht die vielfältigen Funktionen der Organe bzw. Gewebe und sollte deshalb nicht angewendet werden (beispielsweise ist die Leber sowohl an zahlreichen Giftungsprozessen als auch über die Gallensekretion an der Resorption beteiligt).

Zwischen der Applikation bzw. Resorption und dem Wirkungseintritt liegt eine Latenzzeit, die von Sekunden (Blausäure), Minuten (Kurznarkotika) über Stunden (Phosgen) und Tage (Trikresylphosphat, Halogenalkane) bis zu Jahren (Karzinogene) reichen kann und natürlich auch von der Dosis bzw. Konzentration und weiteren Bedingungen abhängt.

Die Giftwirkung zeigt sich nicht selten bevorzugt an bestimmten Organen, so daß man von Blut-, Leber-, Nerven- oder Nierengiften spricht. Eine scharfe Abgrenzung ist jedoch kaum möglich, da in Wirklichkeit selten eine isolierte Schädigung eines Organs oder Organsystems auftritt.

Diese Richtwirkung kann durch Konzentrationsunterschiede (Antransport, Affinität) oder Unterschiede in der Empfindlichkeit oder der Biotransformation bedingt sein. Bekannt sind z. B. die ZNS-Wirksamkeit lipoidlöslicher Stoffe sowie die besondere Empfindlichkeit der Herzmuskulatur gegenüber Cardenoliden oder der Leber gegenüber Cyclopeptid-Pilzgiften. Umgekehrt existiert für manche Stoffe eine Blut/Liquor- bzw. Blut/Plazenta-Schranke, die den Übergang in das ZNS bzw. den fetalen Kreislauf erschwert.

Die Giftwirkung am Wirkungsort (Erfolgsorgan, Rezeptor) kann auf vielfältigen — gegenwärtig nur teilweise bekannten — Mechanismen beruhen. Bei der Bindung eines Giftmoleküls an einen Rezeptor (Enzym, Hämoglobin, aktive Zellstruktur) kann es diesen blockieren (die Anlagerung des physiologischen Faktors verhindern). Ist die Bindung fester als mit letzterem (Beispiel: Kohlenmonoxid-Hämoglobin), läuft die Elimination verlangsamt ab. Von einer kompetitiven Hemmung spricht man, wenn die Moleküle des physiologischen Stoffes (Agonisten) und des Giftes (Antagonisten) sich gegenseitig am Wirkungsort verdrängen können und die adäquaten Strukturen im Verhältnis ihrer Häufigkeit besetzen.

Gifte können reversible und irreversible (oder besser schwer reversible) toxische Wirkungen hervorrufen; die letzteren sind nicht an die bleibende Anwesenheit des toxischen Agens gebunden.

Irreversibel wirken z. B. die Ätzgifte in entsprechend hohen Konzentrationen und die Karzinogene.

Infolge der Biotransformation oder Metabolisierung (s. dazu 1.2.1.) gehören zur Betrachtung des Schicksals körperfremder Stoffe bei der Körperpassage weitere Verbindungen (Biotransformationsprodukte, Metaboliten). Diese zuweilen zahlreichen Umwandlungsprodukte einer körperfremden Substanz können sowohl bei der Wirkung (Entgiftung, Giftung) als auch bei der Speicherung (Bildung schwerlöslicher Ablagerungen, etwa von Silbersulfid aus Silberionen) und der Ausscheidung (Bildung polarer nierengängiger oder flüchtiger ausatembarer Stoffe) eine Rolle spielen.

Giftungsprozesse werden z. B. bei Parathion (Ersatz des Schwefels durch Sauerstoff) oder Alkohol beobachtet (Bildung von Acetaldehyd, der bei Blockierung der Folgereaktionen zu toxischen Erscheinungen führt).

Lipophile (unpolare) organische Verbindungen unterliegen in der Regel der tubulären Rückresorption in der Niere (s. 1.2.2.), so daß sie nur nach Biotransformation zu polaren, hydrophilen Derivaten effektiv ausgeschieden werden.

Bei Depotgiften erfolgt durch Speicherung in bestimmten Geweben eine vorübergehende Entfernung der Hauptmenge aus dem Säftestrom, der eine erneute Mobilisierung folgen kann. Die Depotbildung kann sowohl unveränderte Gifte (Beispiel: DDT im Fettgewebe; Mobilisierung durch Fettabbau bei Nahrungsmangel) als auch Umwandlungsprodukte (Speicherformen) betreffen. Im ersten Fall ist sie mehr als eine zeitweilige Speicherung im engeren Sinne, im zweiten als eine Entgiftung durch Ablagerung in inaktiver Form anzusehen.

Die Elimination umfaßt alle Vorgänge, die zum Wirkungsverlust durch Entfernung vom Wirkungsort, aus dem Säftestrom bzw. aus dem Organismus führen (Entgiftung bzw. Metabolisierung, Speicherung, Exkretion). Die Eliminationsvorgänge beginnen bereits mit dem Einsetzen der Resorption, beide Prozesse verlaufen nebeneinander. Gegebenenfalls setzen bereits vor der Resorption Veränderungen ein, z. B. durch eine Zerstörung säurelabiler oder fermentativ spaltbarer Verbindungen im Magen-Darm-Kanal.

Überwiegt die Resorptionsgeschwindigkeit einer Substanz für längere Zeit die ihrer Elimination, kommt es zur Kumulation; der Wirkspiegel steigt dann bei wiederholten gleich großen Dosen an. Bedeutungsvoll kann dies toxikologisch besonders auch dann werden, wenn infolge einer abnorm geförderten Resorption (häufig bei gleichzeitiger Alkoholzufuhr) oder einer gehemmten Ausschei-

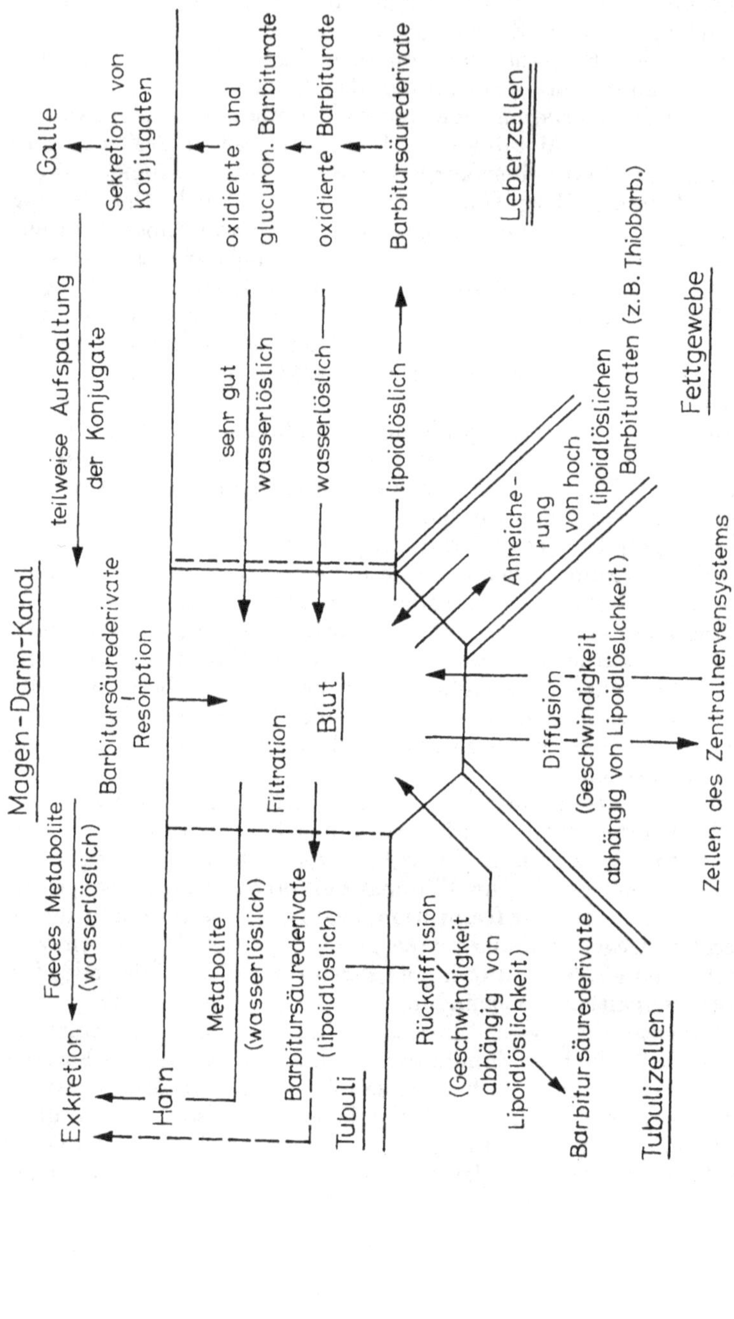

Abb. 4. Schema des Schicksals lipoidlöslicher Pharmaka im Organismus am Beispiel von Barbitursäurederivaten (Schlafmitteln), nach REMMER

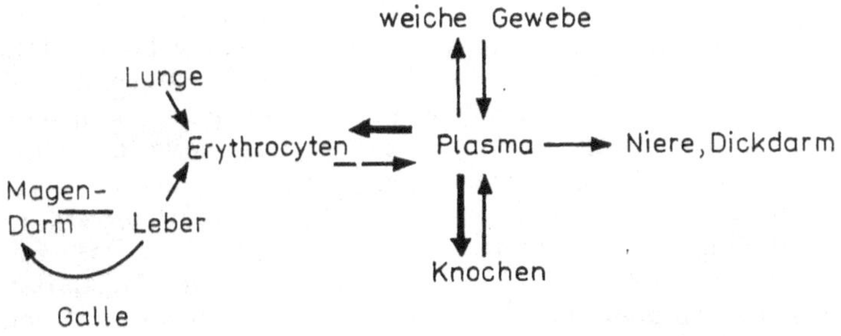

Abb. 5. Resorption, Verteilung, Deponierung und Exkretion von Blei

dung (Nieren- oder Leberdefekte) Abweichungen von den normalen Verhältnissen auftreten (s. a. Tab. 2).

Umgekehrt tritt meist keine Resorptionswirkung ein, wenn die Resorption langsamer als die Elimination verläuft. So wird z. B. Tubocurarin so rasch über die intakte Niere ausgeschieden, daß wegen der langsamen Darmresorption bei oraler Aufnahme keine Lähmungen auftreten. Bei Arsenik soll nach häufiger oraler Einnahme die enterale Resorption gehemmt werden, so daß ohne Schaden normalerweise toxische Dosen eingenommen werden können.

Exkretion

Ein wesentlicher Anteil vieler körperfremder Stoffe wird über die Galle in das Duodenum ausgeschieden (wichtig für die Nachweisbarkeit in Sektionsfällen!). Dabei kann sich bei einer erneuten Resorption ein sog. enterohepatischer Kreislauf ausbilden (Darmwand—Kapillaren—Pfortader—Leber—Galle—Darm).

Die Abatmung gasförmiger oder flüchtiger Gifte (CO, Alkohole, ätherische Öle, Narkosemittel, Halogenkohlenwasserstoffe, Phenole u. a.) trägt nur in wenigen Fällen (z. B. bei Kohlenmonoxid, Narkosegasen) wesentlich zur Gesamtelimination bei.

Zum Teil über die Haut, die Schweiß- und Talgdrüsen, Haare und Nägel werden Arsen, Thallium, Eisen, Silber, Iod, Brom und Schwefelverbindungen eliminiert.

Indirekt kann die Ausscheidung über die Milchdrüsen relevant werden. Toxische Schädigungen oder allergische Reaktionen des Säuglings wurden beobachtet bei Bromiden und Iodiden. Alkohol,

Barbituraten, Antibiotika, Antihistaminika, Carbimazol, Chinidin, Chinin, Ergotamin, Nicotin, Phenytoin, Pyrimethamin, Salicylaten, Sulfonamiden, Thiuracil, Atropin, Coffein, Codein, Morphin und Scopolamin werden dagegen weniger über die Milch ausgeschieden.

Bei der Betrachtung der quantitativen Parameter der Giftwirkung (Dosis/Wirkungs-Beziehungen) wurde zunächst die applizierte Giftmenge in den Vordergrund gestellt. Erfolgt die Applikation auf einmal, ist das Ausmaß der Wirkung von der Dosis abhängig. Bei der kontinuierlichen Applikation, etwa der Inhalation von Gasen, Dämpfen und Stäuben, der Tropfinfusion, werden dagegen die Konzentration der einwirkenden Noxe (meistens in der Luft) und die Einwirkungszeit bestimmend.

Nach HABER gilt für Gifte ohne Schwellendosis bei kontinuierlicher Applikation

$$ct = W = \text{const}$$

c = Konzentration in der Luft in mg/m³; t = Zeit in Minuten
(Eine mathematische Bedeutung hat die Gleichung ohne Objektivierung der Größe W und einen Proportionalitätsfaktor ($ctk = W = \text{const}$) nicht.)

Erfolgt im betrachteten Zeitraum ein merklicher Abbau, kann dieser nach FLURY und HEUBNER (1919) bzw. FLURY (1921) berücksichtigt werden nach

$$(c - e)\,t = W = \text{const}$$

e = Elimination in mg/m^3 · min

Stellt sich bei leicht reversibler Giftbindung ein Gleichgewicht zwischen Resorption und Elimination ein, ist die Wirkung nur von der Konzentration, nicht aber von der Einwirkungszeit abhängig (Konzentrationsgifte, z. B. Narkosegase).

Bei den irreversibel wirkenden Giften müssen sich nach der HABER-Formel die Wirkungen selbst kleinster Dosen summieren, eine Schwellendosis wäre danach nicht zu beobachten („Summationsgifte", z. B. Karzinogene oder Cancerogene). Für die letzteren) die Krebs oder allgemein maligne Tumoren (bösartige Geschwülste, Neoplasmen) erzeugen können, existiert wegen der Irreversibilität der Zellschädigung und damit der Langzeitsummation für sich allein unmerklicher Einwirkungen möglicherweise keine Schwellendosis oder -konzentration. Stoffe, von denen aus Tierversuchen oder Beobachtungen an Menschen der Verdacht auf cancerogene Wirksamkeit entsteht, werden daher im Vergleich zu anderen Giften stärker diskriminiert. Jegliche Exposition soll grundsätzlich vermieden werden, und MAK- oder MIK-Werte verlieren hierbei ihren Sinn.

Nach neueren Vorstellungen gibt es jedoch für jede biologische Wirkung eine Schwellenkonzentration (HUTCHINSON, 1964). Die theoretische untere Konzentrationsgrenze von 1 Molekül Wirkstoff/Zelle wird nicht erreicht, wenn wegen des Vorhandenseins weiterer reaktiver Stellen am Wirkstoffmolekül wie in der Zelle inadäquate Reaktionen möglich sind. Die Wahrscheinlichkeit der adäquaten Reaktion wird deshalb nur bei einem genügend großen Überschuß des Wirkstoffes ausreichend hoch. Bei Schwermetallionen wurde auf etwa 10^4 Ionen/Zelle als untere Grenze der Wirksamkeit geschlossen; in anderen Fällen ist der notwendige Überschuß noch größer.

Bei den akuten Intoxikationen (Vergiftungen) tritt die Giftwirkung bereits nach einmaliger (oder innerhalb kürzester Zeit mehrfacher) Applikation auf. Chronische Intoxikationen entstehen nach langdauernder — diskontinuierlicher oder kontinuierlicher — Zufuhr. Unabhängig davon können — wie erwähnt — Schäden irreversibel sein, sogar gegebenenfalls zu chronischem Siechtum führen. Andererseits sind im Verlauf mancher chronischer Vergiftungen auch ausgesprochen akute Krankheitsbilder zu beobachten, wie Encephalopathia saturnina bei der Bleivergiftung, Erethismus mercurialis bei der Quecksilbervergiftung. Zur Auslösung einer chronischen Intoxikation führt in der Regel die wiederholte Zufuhr kleiner, akut nicht wirksamer Dosen (z. B. bei Blei).

Es sind sowohl Stoffe bekannt, die nur akute (z. B. Blausäure) oder nur chronische (z. B. Quarzstaub) Intoxikationen verursachen, wie auch andere, die chronisch oder akut wirken können. Im letzteren Fall unterscheiden sich in der Regel die verursachten Schäden qualitativ (so bei Arsen, Barbituraten, (Benzen) Benzol, Quecksilber). Hinsichtlich der Dauer oder Häufigkeit der Giftzufuhr und der Latenzzeit bis zum Auftreten gibt es Übergänge zwischen akuten und chronischen Vergiftungen (subakute, subchronische Verlaufsformen).

Treten bestimmte Vergiftungserscheinungen stets erst lange Zeit nach der (ein- oder mehrmaligen) Giftapplikation auf, spricht man von Spätschäden (z. B. alkylierende Agentien, die Veränderungen am Genom, dem genetischen Apparat der Zelle, bewirken). Bekannt sind Spätschadenwirkungen bei (Benzen) Benzol, manchen Halogenkohlenwasserstoffen, Nitrosaminen, Organophosphaten, TCDD (= 2.3.7.8-Tetrachlordibenzodioxin = Dioxin).

Auch bei den Spätschäden können nach der Applikation zunächst andere akute Symptome auftreten, denen nach langer Latenz Spätschäden folgen. Wie bei chronischen Vergiftungen ist die phänomenologische Zuordnung zwischen Schadstoff und Spätschaden meist schwierig, so daß Rückschlüsse auf mögliche Spätschadenwirkungen vor allem aus experimentell ermittelten Ergebnissen der Reaktivität verdächtiger Stoffe gezogen werden können.

Unfälle und suizidale Vergiftungen sind ausschließlich akute Intoxikationen; zu den chronischen zählen die meisten beruflichen Vergiftungen und der größte Teil der toxischen Umwelteinflüsse (chemische Noxen in der Luft, im Wasser, in den Lebensmitteln). Das Erkennen der Gefährdung ist hier besonders problematisch, da ausgeprägter als bei akuten Intoxikationen eine Vielzahl potentieller Noxen bzw. Umwelteinflüsse gleichzeitig wirkt, so daß es schwierig ist, eine bestimmte beobachtete Störung eindeutig einer Ursache zuzuordnen. Deshalb kommt der prophylaktischen Te-

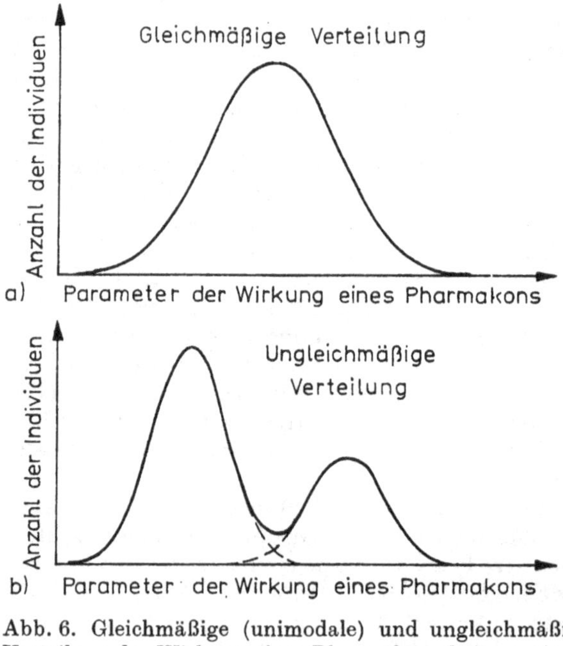

Abb. 6. Gleichmäßige (unimodale) und ungleichmäßige (hier bimodale) Verteilung der Wirkung eines Pharmakons bei genetisch bedingten unterschiedlichen Typen innerhalb einer Population

stung wenigstens aller neuen Produkte eine entscheidende Bedeutung zu, um das Risiko unerwarteter Schädigungen möglichst niedrig zu halten. Zur Problematik der chronischen Toxizität einschließlich der mutagenen, teratogenen und karzinogenen Wirkung muß jedoch auf die umfangreicheren Literaturübersichten verwiesen werden (s. dazu Henschler, 1973; Forth et al., 1983).

Wirkungsänderungen, die bei wiederholter Zufuhr akut wirkender Mittel eintreten, können entscheidenden Einfluß auf individuelle Besonderheiten der Giftwirkung haben (Sucht, Gewöhnung, Sensibilisierung). Unter sonst gleichen Bedingungen kann die toxische Wirkung innerhalb einer Spezies vom Lebensalter (seltener vom Geschlecht), von individuellen Besonderheiten (genetischen und erworbenen Faktoren, Krankheiten, der vorausgegangenen Applikation des gleichen Stoffes oder der gleichzeitigen Einwirkung eines anderen Stoffes) abhängen.

Kinder sind zuweilen Giften (besonders auch Arzneimitteln) gegenüber wesentlich empfindlicher, als auf Grund ihres Körpergewichtes erwartet werden müßte (Beispiele: die Empfindlichkeit von Säuglingen gegenüber Nitriten, die hier leichter zur Methämoglobinämie führen, oder gegenüber Chloramphenicol; die Sensitivität von Kindern gegenüber Acetylcholin, Anilin, Chinin, Colchicin, Hydrochinon, Morphin, Nicotin, Resorcin, Veratrin). Umgekehrt wurde auch eine höhere Toleranz von Kindern gegenüber verschiedenen Stoffen beobachtet, von denen mehr vertragen wird, als nach dem Körpergewicht zu erwarten ist (Carbromal, Chloralhydrat; bei Säuglingen Acetylsalicylsäure, Adrenalin, Atropin, Blausäure, Kohlenmonoxid, Lobelin, Thyroxin).

Mögliche Ursachen der Wirkungsabhängigkeit vom Lebensalter sind: Veränderungen der Resorption, des Transportes, der Verteilung, der Zahl der Rezeptoren (-zellen), der Rezeptorempfindlichkeit, des Stoffwechsels (qualitativ und quantitativ), der Ausscheidung.

Erworben sein kann eine als Allergie bezeichnete individuelle Überempfindlichkeit bedingt durch Antigen/Antikörper-Reaktionen. Allergien sind stoff- bzw. stoffgruppenspezifisch; sie werden gegenüber sehr zahlreichen — auch sonst nicht toxischen — Stoffen beobachtet, treten jedoch gegenüber manchen Stoffen oder Stoffgruppen (z. B. Paragruppenallergie) gehäuft auf. Letztlich ist die Wirkung immer auf Proteine zurückzuführen; entweder ist das Allergen selbst ein Protein, oder ein körpereigenes Protein bildet durch Kopplung mit einem körperfremden Hapten das eigentliche Antigen. Bei der Photoallergie ist zusätzlich zu einer chemischen

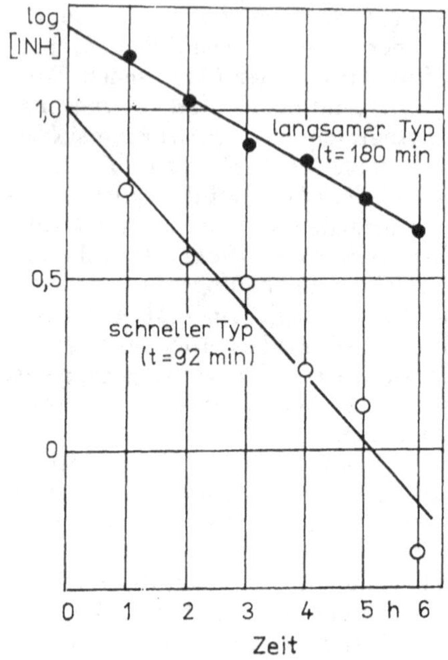

Abb. 7. Individuelle Unterschiede der Eliminationsrate von Isoniazid (Isonicotinsäurehydrazid, *INH*) aus dem menschlichen Plasma bei zwei Personen nach gleicher Dosierung (EVANS et al.)

Noxe noch eine Bestrahlung notwendig. Diese führt zur Bildung von Radikalen, die als Hapten fungieren.

Besonders schwerwiegend ist der anaphylaktische Schock, der vor allem nach Sensibilisierung durch eine (iv., im.) Injektion artfremder Proteine ausgelöst wird und mit starkem Blutdruckabfall infolge Histaminfreisetzung einhergeht (Anaphylaxie). Bei oraler Applikation treten meist nur Schockfragmente auf (Niesen, Asthma, Heiserkeit, Pruritus, Ödeme der Haut und der Schleimhäute, Erbrechen, Herzklopfen, Temperaturanstieg, Kopfschmerzen, Erregung).

Eine Überempfindlichkeit unbekannter Genese bezeichnet man als Idiosynkrasie. In manchen Fällen beruht diese wahrscheinlich nicht auf einer Antigen/Antikörper-Reaktion (z. B. bei Chinin), sondern auf Anomalien in der (genetisch gesteuerten) Proteinsynthese.

Überwiegend genetisch bedingt sind Enzymdefekte, die infolge einer Blockierung oder Verlangsamung der Metabolisierung bestimmter Gifte die Empfindlichkeit des Organismus ihnen gegenüber erhöhen, gelegentlich auch vermindern. (Zum Unterschied davon beruht bei manchen Giften die Wirkung selbst auf einer Enzymhemmung. Bekanntestes Beispiel sind die cholinesterasehemmenden Phosphorsäureester, deren wiederholte Zufuhr über die zunehmende Fermentaktivitätshemmung eine Sensibilisierung für Acetylcholin verursacht.)

Krankheiten haben vor allem dann Einfluß, wenn sie die Metabolisierung oder Exkretion hemmen (Leber-, Nierenleiden), seltener durch Beeinflussung der Resorption (z. B. Malabsorption). Darüber hinaus gibt es vielfältige Kontraindikationen bei den verschiedensten Arzneimitteln und Krankheiten. Auch ohne direkten Einfluß auf die Giftwirkung werden sich manchmal die endogene und die exogene Beeinträchtigung addieren; z. B. wiegt eine bestimmte Kohlenmonoxidhämoglobin-Konzentration bei vorgeschädigter Atem- und Kreislauffunktion schwerer als bei Gesunden.

Auch die verminderte Empfindlichkeit (Resistenz) kann sowohl angeboren als auch (häufiger) erworben sein. Das gilt auch für die Immunität, die das Vorhandensein eines Antikörpers gegen das toxisch wirkende Antigen voraussetzt.

Zuweilen tritt bereits nach wenige Male wiederholter (kurzzeitiger) Applikation eine Toleranzsteigerung ein (Tachyphylaxie). Eine auch als Gewöhnung bezeichnete Toleranzsteigerung kann allgemein auf einer verminderten Resorption (z. B. bei andauernder oraler Arsenikaufnahme), einer verminderten Empfindlichkeit der Rezeptoren, einer verminderten Konzentration körpereigener Wirkstoffe oder einer beschleunigten Elimination (z. B. infolge Fermentinduktion) beruhen.

Gegenüber manchen Giften entwickelt sich bei mehrfachem Gebrauch eine Abhängigkeit (engl. drug dependence), die bei starker Ausprägung auch als Sucht bezeichnet wird.[1]) Psychische Abhängigkeit (engl.: drug habituation) setzt das Vorhandensein erstrebter (meist euphorisierender, antidepressiver, auch enthemmender) Wirkungen auf das Zentralnervensystem voraus, die das Verlangen nach dem Mittel bis zur Unüberwindlichkeit steigern können: z. B. Alkohol, Amphetamin und -derivate, Barbiturate, Canna-

---

[1]) *Definition der Drogenabhängigkeit:* Ein zwingendes, gieriges Verlangen nach der Droge, verbunden mit der Unfähigkeit oder Unlust, mit ihrem Gebrauch aufzuhören, was einer psychischen oder physischen und psychischen Abhängigkeit entspricht und eine ZNS-Wirkung (Wirkung auf das Zentralnervensystem) voraussetzt.

binoide, Cocain, Halluzinogene (Lysergid, Mescalin u. a.), Morphin und -derivate, Sedativa.

Manche Suchtmittel erzeugen darüber hinaus eine physische Abhängigkeit (engl.: drug addiction). Dabei wird das Gift in physiologische Reaktionsabläufe eingebaut, deren Störung bei plötzlichem Entzug zu Entziehungs-(Abstinenz-)Symptomen führt. Als entscheidendes Kriterium für die Sucht wird die physische Abhängigkeit im Gegensatz zu früheren Auffassungen nicht mehr angesehen, nach denen die Sucht mit körperlicher Abhängigkeit der lediglich psychischen Abhängigkeit gegenübergestellt wurde. Ausgeprägte körperliche Abhängigkeit erzeugen z. B. Morphin und -derivate, zuweilen auch Barbiturate und Alkohol, während sie bei Amphetaminderivaten, Cannabinoiden, Cocain und Lysergid meistens fehlt.

Geht mit der Abhängigkeit eine Gewöhnung (Toleranzsteigerung) einher, entsteht außer dem Zwang zur fortgesetzten Anwendung die Tendenz zur Dosissteigerung; zwangsläufig verbunden sind jedoch Sucht und Gewöhnung nicht.

Werden mehrere Gifte bzw. Arzneimittel gemeinsam appliziert, können sich die Wirkungen sowohl gegenseitig verstärken (Synergismus) als auch abschwächen (Antagonismus): Beide Phänomene werden therapeutisch genutzt. Die einfache Addition der Wirkungen ist häufig (z. B. zwischen Cardenoliden und Ca^{2+}; zwischen Ethanol und Schlafmitteln, Analgetika oder Psychopharmaka). Überadditive synergetische Wirkung bezeichnet man auch als „Potenzierung" (z. B. zwischen Barbituraten und Phenothiazinderivaten, auch Schlafmitteln und Alkohol).

Eine unteradditive Wirkungsverstärkung wird auch „relativer Antagonismus" genannt. Er ist erwünscht bei den Nebenwirkungen von Arzneimitteln, deren Hauptwirkungen sich additiv oder überadditiv verhalten; in solchen Fällen sind Kombinationspräparate von Vorteil.

Aus den geschilderten und weiteren Gründen sind bei der Prüfung neuer Stoffe vor deren Praxisanwendung toxische Wirkungen am Menschen nicht absolut bzw. kaum mit ausreichender Sicherheit auszuschließen.

Bereits die für statistisch determinierte Aussagen verbreitet akzeptierte Wahrscheinlichkeit von 99% erfordert z. B. für eine Negativaussage über die mögliche Cancerogenität einer zu prüfenden Substanz größenordnungsweise 10^4 Versuchstiere. Das Risiko ist bei der danach verbleibenden Irrtumswahrscheinlichkeit von 1% bei der Anwendung des fraglichen Produktes (etwa eines Lebensmittelzusatzstoffes oder eines Kosmetikums) auf Millionenpopulationen augenscheinlich noch recht hoch. Hinzu kommt, daß gerade bei der besonders wichtigen Prüfung auf mögliche Mutagenität, Cancerogenität oder Teratogenität sehr ausgeprägte Speziesunterschiede zwischen Versuchtstieren und Menschen auftreten, die die Übertragbarkeit der Befunde und damit Voraussagen sehr verunsichern können.

Verläßliche tierexperimentelle Modelle existieren daher für diese speziellen toxikologischen Prüfungen noch nicht, obwohl die Kenntnis der zugrundeliegenden biochemischen Mechanismen dieser Wirkungstypen weit fortgeschritten ist.

Daraus ergibt sich, daß ungeachtet der Unverzichtbarkeit toxikologischer Prüfungen vor der Einführung neuer Stoffe auch nach derselben eine sorgfältige Überwachung notwendig ist, um eventuell auch bei Unbedenklichkeit der Vorprüfung doch auftretende toxische Wirkungen am Menschen so rasch wie möglich zu erkennen.

Auch die dazu erforderliche epidemiologische Methodik bedarf noch einer Entwicklung. Das gilt ebenso auch für die Bewertung ihrer Ergebnisse einschließlich deren Popularisierung und der abzuleitenden Konsequenzen.

Bei längst eindeutig bekannten epidemiologischen Zusammenhängen zwischen einem toxischen Agens und bestimmten toxischen Schäden (z. B. Tabakrauch und Lungenkrebs) gibt es noch immer kontroverse Auffassungen über die Schlußfolgerungen.

Schließlich kann auch bei einer Übereinstimmung über die notwendigen Konsequenzen deren praktische Realisierbarkeit (Bannung der Substanz bzw. Festlegung von Grenzwerten für die Anwendung, Entgiftungsmaßnahmen etc.) ermangeln.

Vielfach wird ein Restrisiko bei der Anwendung unvermeidbar sein, und die Entscheidung für eine Anwendung oder einen Verzicht erfordert dann die sorgfältige, kritische Risiko/Nutzen-Abwägung.

Wegen der statistischen Determiniertheit der Beziehungen Gift/Spezies/Dosis/Zeit/Applikationsart sind kaum zwingende Rückschlüsse aus allgemeinen Aussagen auf einen konkreten Fall möglich.

Wenn z. B. Kohlenmonoxidhämoglobin-Konzentrationen im Blut von über 60% (des Gesamthämoglobins) bei tödlichen Vergiftungen beobachtet werden, bedeutet das *nicht*, daß in einem konkreten Todesfall mit 65% Hb · CO die Kohlenmonoxidvergiftung sicher und allein die Todesurache war; es gibt auch tödliche CO-Vergiftungen bei $<50\%$ Hb·CO und andere mit $>80\%$ (bei denen also 65% noch überlebt worden sein müssen). Hierfür ließen sich viele ähnliche Beispiele finden.

Erst recht sind aus Einzelbeobachtungen — sowohl das Auftreten als auch das Fehlen bestimmter toxischer Schädigungen betreffend — keine verallgemeinerten Rückschlüsse auf die Möglichkeit (die Wahrscheinlichkeit oder die Häufigkeit, das durchschnittliche Ausmaß oder das Risiko) und die Kausalität zu ziehen.

Man begegnet noch immer außerordentlich naiven Meinungen und „Beobachtungen" über das Vorkommen oder Fehlen toxischer Effekte, die aus der Unkenntnis oder sogar entgegen besserer Einsicht geäußert werden. Obwohl häufig von unüberbietbarer Trivialität im Sinne des bekannten Vergleiches zwischen dem fast hundertjährigen starken Raucher und dem jung gestorbenen Nichtraucher als „Beweis" für die Unschädlichkeit des Tabakrauchens, haben solche Argumentationen oft ihr Echo.

Die schwierige, meist emotional geführte und vielfach unnötig polemisierte Diskussion solcher Fragen, vor allem mit Laien, belasten solche kritiklosen Betrachtungsweisen die Klärung und Lösung gesellschaftlich relevanter Sachfragen im Zusammenhang mit dem Umweltschutz, der Chemikaliensicherheit, dem Pflanzenschutz, der Arzneimittelentwicklung und der Chemisierung erheblich.

1.2. Mechanismen der Biotransformation und Exkretion

Körperfremde Stoffe (Xenobiotika) werden nach (bzw. auch schon während) der Resorption und der Verteilung im Organismus auf verschiedenen Wegen eliminiert.
Die Elimination erfolgt durch

- primäre Elimination der unveränderten Wirkstoffe und/oder
- sekundäre Elimination der Biotransformationsprodukte (Metaboliten; durch aktive Umwandlung der Wirkstoffe in andere Verbindungen).

Unveränderte Ausscheidung und Biotransformation laufen prinzipiell nebeneinander ab, jedoch kann einer der beiden Wege dominieren.
Formen der Ausscheidung sind

- die Abatmung (Exhalation) über die Lungen und teilweise über die Haut,

— die Ausscheidung (Exkretion) im Urin, Schweiß, in Galle und Kot.

Die Ablagerung (Speicherung) unveränderter oder biotransformierter Gifte in Haut, Haaren, Nägeln, Knochen oder auch im Körperfett bzw. in anderen Geweben führt zu einer (kurz- oder langzeitigen) Wirkungsverminderung; sie ist aber keine Elimination im engeren Sinne, sofern nicht über abgestoßene Anteile, wie Haare, abgeschilferte Oberhautschichten, eine wirkliche Entfernung aus dem Organismus resultiert. Ansonsten stellen diese Giftanteile Depots dar, aus denen je nach der Ablagerungsform (unverändert oder als schwerlösliche Speicherform) unter bestimmten Bedingungen erneut toxische Konzentrationen mobilisiert werden können oder über das Gleichgewicht mit Blutspiegeln eine laufende Exkretion noch lange nach Beendigung der Giftaufnahme bzw. Exposition erfolgt.

1.2.1. Mechanismen der Biotransformation (Metabolisierung)

Die Biotransformation durch enzymatische Reaktionen führt meist zu polareren, gegenüber gut lipoidlöslichen Ausgangsstoffen besser wasserlöslichen und damit besser „nierengängigen" Stoffen, die im Vergleich zu den in der Niere gut rückresorbierbaren lipophilen Muttersubstanzen leichter über die Nieren ausgeschieden werden. Daneben werden jedoch auch gut wasserlösliche Verbindungen metabolisiert.

Metabolisch relativ inert sind stark ionisierte Verbindungen (z. B. quartäre N-Verbindungen, andere starke Basen, starke Säuren) und Stoffe mit wenig reaktionsfähigen funktionellen Gruppen. Dabei besteht jedoch stets Konkurrenz zur Ausscheidung. Bei langer Verweilzeit kann trotz langsamer Reaktion ein erheblicher Anteil metabolisiert werden, bei schneller Ausscheidung kann auch dann ein hoher Anteil unveränderter Wirkstoff ausgeschieden werden, wenn dieser rasch metabolisiert wird.

Die Biotransformationsprodukte sind vielfach weniger toxisch (bzw. pharmakologisch weniger wirksam) als die unveränderten Wirkstoffe. Das gilt für die meisten Arzneimittelwirkstoffe, besonders für ZNS-wirksame (auf das Zentralnervensystem wirkende). Beispiele hierfür sind Barbitursäure-, Benzodiazepin-, Butyrophenon- und Phenothiazinderivate, aber auch HCN(→HSCN) und Pb^{2+}(→PbS).

In anderen Fällen führt die Biotransformation zu Verbindungen höherer Toxizität bzw. bei manchen in unveränderter Form relativ harmlosen Stoffen überhaupt erst zu nennenswert toxischen Produkten („Giftung"). Das kann sowohl Endprodukte der Biotransformation als auch hochreaktive Intermediate (z. B. Epoxide, Arenoxide, Aldehyde, N-Oxide, Radikale) betreffen. Die toxische Wirkung kann sowohl von den Biotransformationsprodukten selbst als auch von deren Reaktionsprodukten mit Proteinen oder Nucleinsäuren ausgehen. Die letzteren können außer mutagenen und cancerogenen auch allergische Reaktionen auslösen. Beispiele hierfür sind (Benzen) Benzol, Methanol, Halogenkohlenwasserstoffe, Hg-(I)-Verbindungen.

Folgende Gruppen werden kaum metabolisch verändert:

$-COOH$ (wenn ionisiert), $-SO_3H$, $-SO_2NH_2$, $-SO_2-$ (zuweilen Oxidation), $-NR_3^+$, Guanidinderivate $-NH-\underset{\underset{NH}{\|}}{C}-NH_2$

Im Einzelfall ist kaum vorauszusagen, ob bei der Biotransformation eine Entgiftung oder eine Giftung mit Effekt erfolgt, obwohl strukturelle Analogien dafür bekannt sind.

Die enzymatischen Vorgänge der Biotransformation laufen überwiegend in der Leber (im endoplasmatischen Reticulum des Zellplasmas, in den Mikrosomen) ab, von deren Gesamtprotein bis zu 5% auf Enzyme der Biotransformation entfallen, daneben verlaufen sie aber in anderen Organen und Geweben. Die entsprechenden Enzyme besitzen in der Regel geringe Substratspezifität.

Die Geschwindigkeit der Biotransformation hängt von der verfügbaren Enzymaktivität ab, die gegenüber der Norm sowohl vermindert als auch erhöht sein kann. Erhöht wird die Enzymaktivität vielfach bei andauernder Zufuhr des zu metabolisierenden Stoffes. Bei geringer Substratspezifität kann auch die vorherige Zufuhr eines Stoffes die anschließende Biotransformation eines anderen beschleunigen (Enzyminduktion). Laufende Zufuhr kann so (z. B. bei Arzneimitteln) die individuelle Toleranz steigern und die Erhöhung der Dosis zur Beibehaltung der Wirkung erforderlich machen, auch ohne daß die Empfindlichkeit der Rezeptoren am Erfolgsort sinkt. Das ist z. B. für Morphin bekannt. Da dieses vor allem oxidativ metabolisiert wird, kann sich infolge der Enzyminduktion (des Monooxygenasesystems der Lebermikrosomen) eine Kreuztoleranz gegenüber anderen oxidativ biotransformierten Wirkstoffen (z. B. Barbitursäurederivaten) ausbilden.

Gleichfalls kann die Metabolisierung durch die Senkung einer Enzymaktivität gehemmt werden. So hemmt das Medikament Disulfiram (Tetraethylthiuramdisulfid) — das bekannte ANTABUS® — die Oxidation des Ethanols auf der Stufe des Acetaldehyds. Eine Hemmung der Metabolisierung ist auch durch Konkurrenz mehrerer gleichzeitig aufgenommener Fremdstoffe am gleichen Enzym(-system) möglich.

Unabhängig davon beruht die Wirkung anderer Stoffe überhaupt primär auf einer Hemmung enzymatischer Vorgänge und führt damit zu Veränderungen im Stoffwechsel körpereigener Verbindungen. Dazu gehören z. B. die Blockade der Cholinesterase und damit der Acetylcholinhydrolyse durch Organophosphate, die Monoaminooxidase-Hemmung durch Pharmaka wie Phenelzin, Pargylin oder die Wirkung von Fluoracetat auf den Citratstoffwechsel.

Individuell verminderte Enzymaktivität kann durch genetische Anomalien oder Defekte, Altersabhängigkeit (z. B. noch ungenügende Aktivität bei Neugeborenen), Ernährungseinflüsse oder Krankheiten (vor allem der Leber) bedingt sein. Die Biotransformation in der Leber wird einerseits in der Regel nur bei sehr schweren vorbestehenden Leberschädigungen beeinflußt, andererseits kann die Leber durch in ihrem Gewebe (meist in den Mikrosomen) metabolisierte Fremdstoffe selbst geschädigt werden.

Ein Beispiel für Einflüsse der Ernährung ist die Verminderung der Enzymaktivität des Monooxydasesystems bei Proteinmangel, die zu verminderter Toxizität z. B. des oxidativ (über $\cdot CCl_3$) metabolisierten CCl_4 führt. Auch Geschlechtsdifferenzen und Einflüsse von Gewohnheiten (Rauchen) auf die Fremdstoffmetabolisierung sind bekannt.

Die Biotransformation körperfremder organischer Verbindungen verläuft in vielfältigen Formen, jedoch prinzipiell auf den 4 Wegen: Oxidation — Reduktion — Hydrolyse — Konjugation (Synthese).

Oxidation

Die Enzyme für Oxidationsreaktionen finden sich hauptsächlich in der Leber; sie erfordern die Anwesenheit reduzierter Triphosphopyridinnucleotide ($NADH_2$).

Mögliche Wege der oxidativen Metabolisierung zeigt die folgende Übersicht, wobei einige Reaktionstypen nicht streng zu trennen sind (z. B. direkte Oxidation und intermediäre Hydroxylierung).

Reaktionstyp	Substrattyp	Beispiele
Oxidation (zuweilen fortschreitend bis zu CO_2 und H_2O)	primäre Alkohole →Carboxylsäuren	Trichlorethanol →Trichloressigsäure
	Aldehyde→Carboxylsäuren	Benzaldehyd → Benzoesäure
	sekundäre Alkohole Ketone	
	Thioverbindungen →Sulfoxide, Sulfone	Chlorpromazin →Chlorpromazinsulfoxid
	Thioverbindungen→O-Analoge	Parathion→Paraoxon
	Alkylgruppen→Carboxylsäuren	Thiopental→ Thiopentalcarboxylsäure
	Alkylgruppen→Ketone	Cyclobarbital→ Ketocyclobarbital
	o-Dihydroxylverbindungen →o-Chinone	Chlorochin (nach Hydroxylierung)
Hydroxylierung	Alkylgruppen	Pentobarbital →Hydroxypentobarbital
	Cycloalkylgruppen	Cyclobarbital →Hydroxycyclobarbital
	Arylgruppen	Acetanilid→Paracetamol
		Phenobarbital →p-Hydroxyphenobarbital
	heterocyclische Verbindungen	Glutethimid
oxidative O-Desalkylierung	O-Alkylderivate	Codein→Morphin
		Phenacetin→Paracetamol
oxidative N-Desalkylierung	N-Alkylderivate	Methylphenobarbital →Phenobarbital
oxidative Desaminierung	Amine	Amphetamin→Phenylaceton
N-Oxid-Bildung	Dialkylamingruppen	Phenothiazinderivate
	N-Oxide	
	aromatische Amine	
	Nitrosamine	
oxidative Ringspaltung	heterocyclische Verbindungen	Barbiturate
Dehalogenierung		Tetrachlorkohlenstoff

Reduktion

Die reduktive Metabolisierung ist weniger verbreitet als die oxidative, überwiegt jedoch für einige funktionelle Gruppen:

Substrattyp	Produkt	Beispiele
Aldehyde, Ketone	Alkohole	Chloral→Trichlorethanol
aromatische Hydroxylverbindungen	dehydroxylierte Derivate	Catechole
Nitroverbindungen	Amine	Pikrinsäure→Pikramins
Azoverbindungen	Amine	Prontosil→Sulfanilamid
Disulfidverbindungen	Sulfhydrylverbindungen	Disulfiram→Diethyldithiocarbaminsäure
ungesättigte Verbindungen —C=C—	gesättigte (hydrierte) Verbindungen —C—C—	

Hydrolyse

Hydrolysereaktionen sind typisch für die Metabolisierung von Estern und Amiden; sie werden durch Esterasen (im Plasma und in der Leber) sowie Amidasen katalysiert.

Hydrolytisch gespalten werden z. B. Acetylsalicylsäure, Atropin, Cocain, Diamorphin, Pethidin, Procain, Suxamethonium.

Die Aktivitätsbestimmung der Cholinesterase (sie katalysiert die Spaltung von Acetylcholin) ist bei Intoxikationen mit Cholinesteraseinhibitoren bedeutsam (z. B. Phosphorsäureester).

Synthese

Unveränderte oder bereits oxidativ, reduktiv oder hydrolytisch veränderte organische Gifte (präsynthetische Metabolisierung; „Phase-I-Biotransformation“) werden mit endogenen Verbindungen (vor allem Carboxyl- und Aminosäuren) konjugiert („Phase-II-Biotransformation“); die Enzyme befinden sich vorwiegend in der Leber.

Die Konjugate sind meist weniger toxisch, stark polare Verbindungen, die leichter als die Ausgangsssubstanzen mit Urin oder Galle ausgeschieden werden. Bekannt sind z. B. Konjugationen mit Cystin, Essig-, Glucuron- und Glutaminsäure, Glycin und Methylgruppen einschließlich der Thiocyanatbildung aus Cyaniden.

a) *Glucuronidsynthese:* Die Konjugation mit Glucuronsäure zu β-Glucuroniden ist sehr verbreitet; sie läuft in einer großen Anzahl von Verbindungen in verschiedenen Geweben ab.

Substrat	Produkt	Beispiele
Alkohole	Ether; R—O-Gluc	Chloramphenicol
Phenole (stärker saure mit pK < 7; sonst eher Sulfatbildung)	Ether; Ar—O-Gluc	
Carboxylsäuren	Ester; Ar—CO—O-Gluc	p—NH_2—Ar— der
primäre Amine	N-Glucuronide; Ar—NH-Gluc	Sulfonamide→ Gluc—NH—Ar
heterocyclische Verbindungen	heterosubstituierte Sulfonamide, Glucuronide	p—NH_2—Ar—SO_2—NR^h → p—NH_2—Ar—SO_2—NR^h—Gluc
Thiole	Thioether; R—S-Gluc	

Die Stabilität der Glucuronide ist unterschiedlich. Die Säurehydrolyse gelingt leichter mit Ester- als mit Etherglucuroniden, bei N-Glucuroniden in unterschiedlichem Maße.

β-Glucuronidase spaltet Ester- und Etherglucuronide, hingegen sind N-Glucuronide relativ stabil.

b) *Acetylierung:* Dieser Synthesetyp betrifft aromatische Amine und Hydrazinderivate. Beispiele: Sulfonamide (p—NH_2—Ar—SO_2—NR^h→Ac—NH—Ar—SO_2—NR^h; häufige Reaktion); Isoniazid → N-Acetylisoniazid; Cystein-, Glycin- und Glutaminsäure-Konjugation. Seltener Reaktionstyp (Glycin bei aromatischen Carbonsäuren, Glutaminsäure nur an Arylessigsäuren und nur bei Primaten gefunden).

c) *Methylierung:* Verbreiteter Metabolisierungstyp: O-Methylierung bei Phenolen (Morphin—Codein, Adrenalin—Metanephrin), N-Methylierung bei N-Heterocyclen (Nicotinsäure-N-methylnicotinamid).

d) *Sulfatbildung:* Diese Reaktionen führen bei Alkoholen und (vor allem bei schwächer sauren mit $pK > 7$) Phenolen zu Schwefelsäureestern, bei aromatischen Aminen zu Sulfamaten (z. B. am p-NH_2-Ar- der Sulfonamide). Es entstehen stark saure Konjugate mit guter Nierenexkretion. Hydrolysiert werden diese durch Sulfatasen oder Mineralsäuren.

e) *Thiocyanatsynthese:* Wie anorganische CN′-Ionen werden auch die leicht hydrolysierbaren Alkylcyanide enzymatisch in CNS′ überführt; bei den stabilen Arylcyaniden überwiegen Veränderungen im Kern.

Für die toxikologisch-chemische Analyse sind die Biotransformationsvorgänge von eminenter Bedeutung. Nicht selten erfolgt bei der Körperpassage eine nahezu vollständige Umwandlung, so daß die applizierte Verbindung nicht mehr in unveränderter Form nachweisbar ist. Daher müssen im Idealfall die analytischen Eigenschaften auch von den Biotransformationsprodukten bekannt und entsprechende Referenzsubstanzen verfügbar sein.

Konjugierte Metaboliten sind meist stark hydrophil und daher durch die meist üblichen flüssig/flüssig-Extraktionen nicht aus dem Probematerial isolierbar, so daß der Isolation die Hydrolyse (enzymatisch oder mit Mineralsäuren) vorausgehen muß.

Für manche Gifte sind nur die möglichen Wege der Metabolisierung bekannt, nicht aber die genaue Struktur der einzelnen Produkte. Die Anteile der einzelnen Metaboliten (und auch der Anteil der unverändert ausgeschiedenen Verbindung) an der gesamten Eliminationsbilanz können erheblichen Schwankungen unterliegen, bedingt durch individuelle genetische Besonderheiten, Krankheiten, Gewohnheitsbildung, Kombinationseffekte usw., und sind vielfach nicht detailliert bekannt.

1.2.2. Mechanismen der Nierenexkretion

Von den Eliminationsweisen körperfremder Verbindungen (Abatmung, Exkretion in Urin, Schweiß, Galle sowie Ablagerung in Knochen, Haut, Haaren und Nägeln) ist die Exkretion durch die

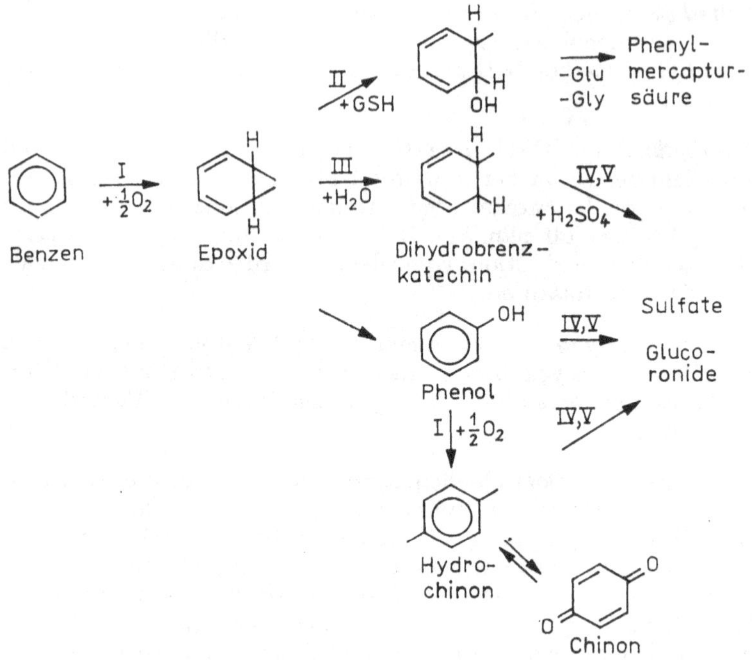

Abb. 8. Schema der Biotransformation von Benzen im Warmblüterorganismus zu harnfähigen Stoffen

Beteiligte Enzyme
I Monooxygenasen; II Glutathion-S-transferase; III Epoxidhydrase; IV Sulfotransferase; V Glucuronyltransferase
Die unterstrichenen Biotransformationsprodukte werden mit dem Harn ausgeschieden

Niere am bedeutendsten. Die physikalisch-chemischen Eigenschaften einer Verbindung (besonders Molmasse, Lipid- und Wasserlöslichkeit, elektrolytische Dissoziation, Proteinbindung) und die Funktionstüchtigkeit der Niere sowie der Urin-pH bestimmen den Anteil dieses Weges an der Giftelimination.

Die meisten Stoffe werden erst nach der Biotransformation im Urin ausgeschieden, stark ionisierte und wenig lipoidlösliche (quartäre N-Verbindungen, einige Ganglienblocker, Antibiotika und Diuretika) jedoch auch unmittelbar (Tab. 4). Die Harnproduktion ist ein mehrstufiger Prozeß aus passiven (Filtration, Diffusion in Richtung eines Konzentrationsgradienten) und aktiven (Transport

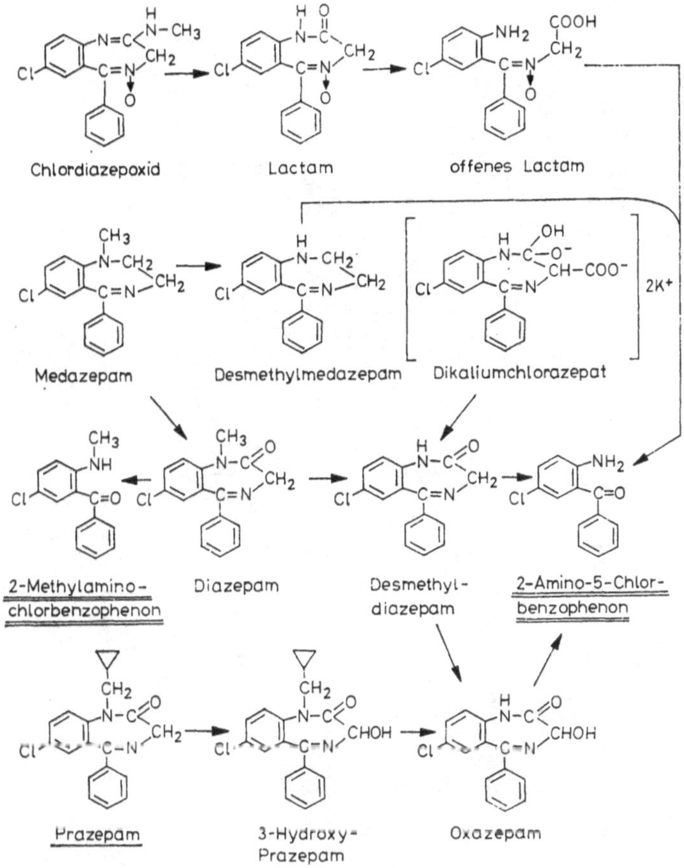

Abb. 9. Biotransformation von Medikamenten (Tranquilizern) der Benzodiazepin-Reihe

entgegen einem Konzentrationsgradienten) Vorgängen, das Prinzip zeigt Abb. 11.

Der im Glomerulum durch Ultrafiltration gebildete Primärharn (bei einem Blutdurchfluß durch die Nieren von 700 ml/min etwa 125 ml/min = 180 l/d) wird in den proximalen und distalen Tubulusanteilen (dem näheren und ferneren Anteil des Nierenkanäl-

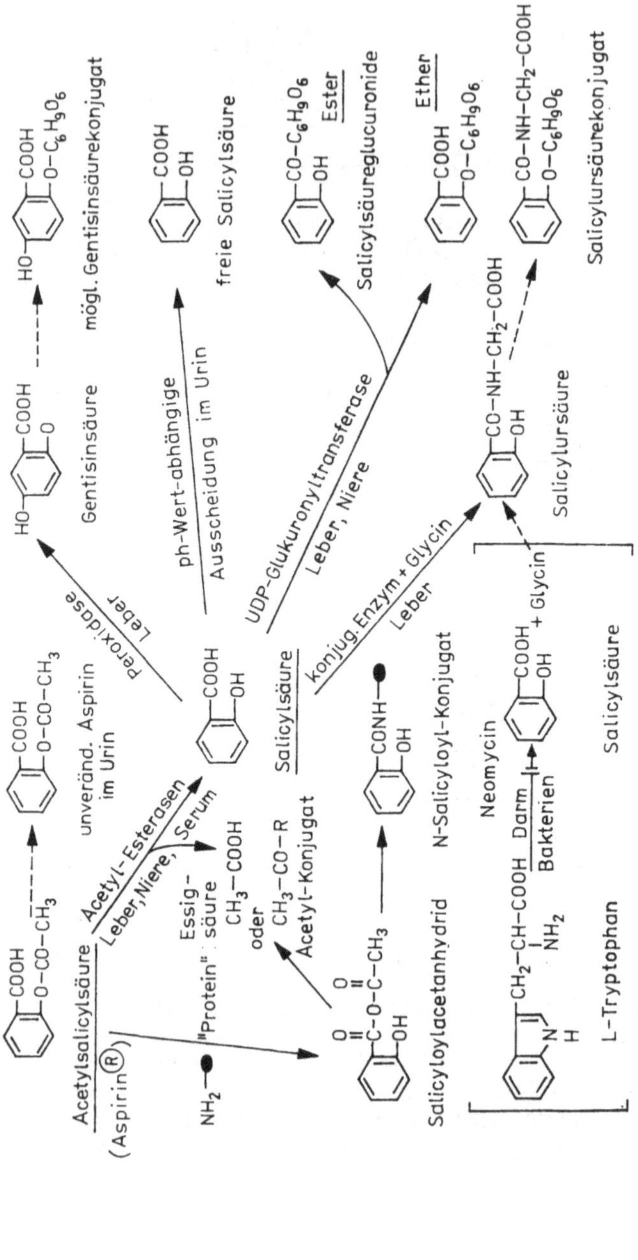

Abb. 10. Biotransformation von Salicylsäure und Acetylsalicylsäure

Tabelle 3

Abhängigkeit der Biotransformation der Salicylsäure beim Menschen vom Urin-pH

Patient	pH des Urins	% der Dosis ausgeschieden als				
		Salicylsäure	Salicylursäure	Gentisinsäure	Glucuronide	
					Ether	Ester
1	6,5	10	50	1	30	10
2	8,5	70	5	1	25	0
3	5,0	85	0	1	12	3
4	6,7	60	15	1	20	5

chens) schrittweise durch die Rückresorption von Wasser, Glucose und Salzen konzentriert, bis schließlich nur noch 1 *ml*/min Urin resultiert.

Bei rein passiver Filtration ist die Konzentration eines gelösten Stoffes im Primärharn gleich der im Plasma (ohne Proteinbindung). Bei der Rückresorption des Wassers steigt die Konzentration des Stoffes im Urin und wäre schließlich im Endharn 125fach höher als im Plasma, falls nicht auch die gelöste Substanz selbst rückresorbiert wird. Meist ist das letztere der Fall; passiv bei zellmembrandurchgängigen (lipoidlöslichen) Stoffen in Richtung des Konzentrationsgefälles c_{Ur}/c_{Pl}, sonst auch durch aktiven Transport (letzteres z. B. bei Glucose, Aminosäuren, Harnsäure, vielen anorganischen Ionen).

Tabelle 4

Unverändert im Urin ausgeschiedene Medikamente		
Acetazolamid	Diazoxid	Neomycin
Amilorid	Digoxin	Neostigmin
Amphetamin	Ethambutol	PAS (4-Aminosalicylsäure)
Ampicillin	Gallamin	Penicillin G
Atropin	Gentamycin	Procainamid
Barbital	Hexamethonium	Streptomycin
Carbenicillin	Kanamycin	Sulfonamide
Chlorothiazid	Lincomycin	Tetracyclin
Chlorpropamid	Mecamylamin	Tetrethylammonium
Cycloserin	Methotrexat	Tubocurarin

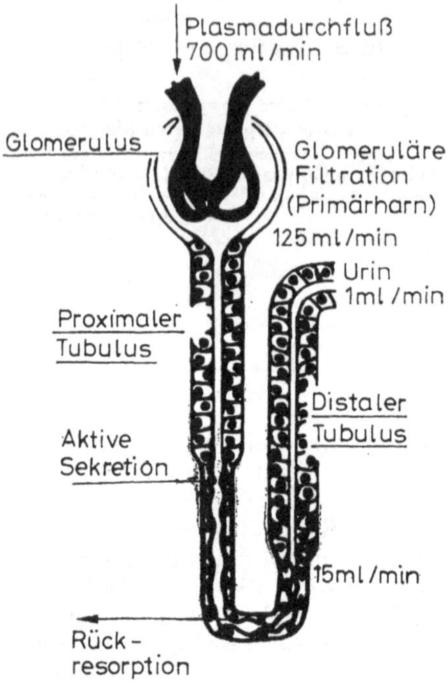

Abb. 11. Schema der Urinbildung

In manchen Fällen erfolgt auch eine aktive Ausscheidung in die proximalen Tubulusanteile (den Anfang des Nierentubulus). Einige der unverändert ausgeschiedenen sowie einige basische Verbindungen werden aktiv ausgeschieden; die Exkretion verläuft dann auch bei starker Proteinbindung sehr rasch. Diese aktive tubuläre Sekretion kann kompetitiv gehemmt werden (Folge: verlängerte Wirkung, benutzt z. B. bei der kombinierten Applikation von Probenecid/Penicillin, oder Potenzierung der Wirkungen). Zuweilen hemmt ein Stoff die Ausscheidung eines anderen, obwohl er selbst nicht im Urin feststellbar ist (z. B. Phenylbutazon/Hydroxyhexamid).

Die Bindung an Plasmaproteine vermindert die Filtrationsgeschwindigkeit, weil in die geschilderten Vorgänge nur die Konzentration der freien Moleküle eingeht. Da zwischen diesen und den an Plasma- und Gewebsproteine gebundenen ein Gleichgewicht besteht, wurde der Begriff des Distributionsvolumens eingeführt;

dieses ist das Volumen, auf das die applizierte Dosis verdünnt werden müßte, um die gemessene Konzentration der freien Verbindung zu erhalten. Bei nicht gebundenen Stoffen und gleichmäßiger Verteilung ist dieses Volumen gleich dem Gesamtwasservolumen des Körpers, bei starker Proteinbindung wird ein höheres Volumen konstatiert.

Beeinflußt werden kann die Nierenausscheidung über die Urinmenge und dessen pH. Vermehrte Diurese (Harnbildung) steigert die Ausscheidung passiv rückresorbierbarer Stoffe, da sie das Konzentrationsgefälle Urin-Plasma vermindert.

Bei der forcierten Diurese wird durch erhöhte Flüssigkeitszufuhr und Gabe osmotischer Diuretica (Diuretica = harnbildungsfördernde Medikamente), wie Mannitol, oder durch Hemmung der Rückresorption mit Thiazid-Diuretica die Harnausscheidung erhöht.

Eine Steuerung des Urin-pH kann die Ausscheidung passiv rückresorbierbarer Verbindungen durch Erhöhung der Dissoziation und damit die Hemmung der Rückresorption steigern:

— forcierte alkalische Diurese für saure Verbindungen, wie Salicylsäure, Phenobarbital;
— forcierte saure Diurese für basische Verbindungen, wie Amphetamin, Fenfluramin.

Die Ausscheidung neutraler und stark dissoziierter Verbindungen läßt sich über den Urin-pH nicht beeinflussen.

Nachgewiesen wurde die pH-abhängige Ausscheidung im Urin unter anderem für Acetazolamid, Amphetamin, Chinidin, Chinin, Chlorochin, Fenfluramin, Lignocain, Mecamylamin, Mepacrin, Pethidin, Phenobarbital, Phenylbutazon, Prilocain, Pseudoephedrin, Salicylsäure, Sulfonamide und tricyclische Antidepressiva wie Amitriptylin.

Ein Maß für die Ausscheidungsfähigkeit der Niere gegenüber einem im Plasma gelösten Stoff ist die Clearance, das Plasmavolumen, aus dem die Niere in der Zeiteinheit die vorhandene Konzentration eliminiert hat. Gelangte ein Stoff bei fehlender Proteinbindung vollständig in den Primärharn und würde nicht rückresorbiert oder aktiv sezerniert, würden sich die Konzentrationen in Urin und Plasma umgekehrt wie die entsprechenden Flußraten (m*l*/min renaler Plasmafluß bzw. Urinfluß) verhalten:

$$\frac{c_{\mathrm{Ur}}}{c_{\mathrm{Pl}}} = \frac{\mathrm{Vol}_{\mathrm{Pl/min}}}{\mathrm{Vol}_{\mathrm{Ur/min}}}$$

Die Clearance wäre dann gleich dem Volumen des Glomerulusfiltrats oder Urharns (125 ml/min); die tatsächlich niedrigeren Werte sind vor allem durch die (passive) Rückresorption bedingt. Ist diese vollständig, wird $c_{\text{Ur}} = c_{\text{Pl}}$ und damit die Clearance gleich dem Urinfluß (etwa 1 ml/min).

Den Zusammenhang zwischen Proteinbindung (Distributionsvolumen) und Clearance für einige hypothetische Stoffe zeigt die Tab. 5 (nach Butler, 1958); die Werte wurden für Erwachsene mit 50 l Gesamtkörperwasser, 15 l extrazellulärer Flüssigkeit, 700 ml renalem Plasmafluß/min, 125 ml/min glomerulärer Filtrationsrate und 1 ml/min Urinfluß unter der Annahme vollständiger Nierenausscheidung errechnet. Vollständig dissoziierte bzw. hydrophile Stoffe (wie z. B. Hexamethonium oder Penicillin G) würden praktisch nicht rückresorbiert und entsprächen etwa den Typen A bis C (Halbwertszeit bis zu Stunden).

Tabelle 5

Hypothetische Halbwertszeiten bei ausschließlicher Nierenexkretion

Stoff	Distributionsvolumen (l)	Nierenclearance (ml/min)	$t_{1/2}$
A	15	700	15 min
B	50	700	50 min
C	50	125	4,7 h
D	50	1	24 d
E	70000	1	93 a

Sehr gut lipoidlösliche Stoffe mit starker Proteinbindung, wie Thiopental oder Mepacrin, könnten wegen der Rückresorption niemals völlig ausgeschieden werden, wenn sie nicht durch Biotransformation in nierengängige Metaboliten umgewandelt würden (Typen D, E).

Tatsächlich werden die meisten körperfremden Verbindungen auf einem oder mehreren Wegen umgewandelt und verlassen den Körper nicht oder nur zum Teil unverändert.

1.3. Grundbegriffe der Vergiftungsdiagnose

Symptome, die eindeutig für oder gegen eine Vergiftung sprechen, existieren nicht; eher sprechen noch Kombinationen verschiedener Symptome für eine bestimmte Vergiftung. Im allgemeinen gelingt jedoch keine Vergiftungsdiagnose lediglich auf Grund klinischer Symptome. Die Diagnose ist vielmehr an die Einbeziehung der Anamnese (Vorgeschichte des Patienten), eventuell des Ermittlungsergebnisses und schließlich an eine toxikologisch-chemische Analyse gebunden. Die Gründe dafür sind

— die generelle statistische Variabilität biologischer Vorgänge (Symptome treten nur mit statistischer Wahrscheinlichkeit auf),
— die ungenügende Objektivierbarkeit vieler Symptome bzw. Befunde,
— die mangelnde Erhebbarkeit mancher Symptome im akuten Fall, vor allem bei bewußtlosen Patienten,
— die unvollständige Kenntnis nur selten an Menschen beobachteter Vergiftungsbilder,
— die Abhängigkeit der Symptomatik vom Stadium der Vergiftung,
— die Verschleierung durch Überlagerung bei kombinierten Vergiftungen, bereits erfolgter „Anbehandlung", Begleitkrankheiten, langer Latenz zwischen der Einwirkung des Schadstoffes und dem Bemerken einer Schädigung (Spätschadenwirkung, chronische Intoxikation).

Insofern werden Symptome häufig als mehr oder weniger charakteristisch bzw. spezifisch bezeichnet, ohne daß die Bedeutung dieser Begriffe genügend fixiert wäre.

Prinzipiell sind die Möglichkeiten der Abb. 12 denkbar.

Das Symptom A wird nur bei Intoxikationen mit einer bestimmten Noxe beobachtet und tritt in diesen Fällen immer auf (Idealfall).

Das Symptom B tritt nur bei einer Intoxikationsart auf, fehlt jedoch zuweilen auch, obwohl diese Intoxikation tatsächlich vorliegt.

Das Symptom C tritt in allen Fällen einer bestimmten Vergiftungsart auf, darüber hinaus jedoch zuweilen auch bei anderen Vergiftungs-(Krankheits-)Fällen oder (und) bei Gesunden.

Das Symptom D tritt in einigen, aber nicht allen Fällen einer bestimmten Vergiftungsart auf, außerdem manchmal bei anderen Fällen (wie unter *C*).

Der Idealfall (*A*) kommt bei klinischen Symptomen praktisch nicht vor. (Dagegen hat das positive Ergebnis einer toxikologisch-chemischen Analyse einen solchen hohen Aussagewert.) Als spezifisch würde am sinnvollsten ein Symptom des Typs *B* bezeichnet.

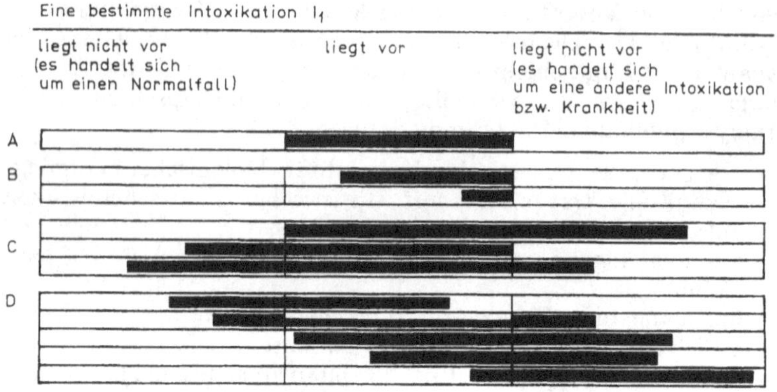

Abb. 12. Beweiswert von Symptomen

Das Symptom ist:

A spezifisch und charakteristisch (es stellt eine notwendige und hinreichende Bedingung dar für das Vorliegen der Vergiftung I_1)

B spezifisch (es stellt eine hinreichende, aber nicht notwendige Bedingung dar für das Vorliegen der Vergiftung I_1)

C charakteristisch (es stellt eine notwendige, aber nicht hinreichende Bedingung dar für das Vorliegen der Vergiftung I_1)

D nur hinweisend, weder spezifisch noch charakteristisch (es stellt weder eine notwendige noch eine hinreichende Bedingung dar für das Vorliegen der Vergiftung I_1)

Es hat einen hohen positiven Aussagewert; wird es beobachtet, spricht es ausschließlich für eine ganz bestimmte Intoxikation. Sein negativer Aussagewert ist dagegen gering; das Fehlen des Symptoms schließt das Vorliegen der Vergiftungsart nicht aus.

Ein Symptom des Typs *C* wäre dann als charakteristisch zu bezeichnen. Es hat einen geringen Beweiswert; sein Vorhandensein spricht nicht für eine bestimmte Vergiftungsart, da es auch in anderen Fällen vorkommen kann. Dafür ist sein negativer Beweiswert hoch; sein Fehlen schließt die bestimmte Intoxikation praktisch aus.

Entsprechend wäre ein Symptom des Typs *A* (Idealfall) als spezifisch und charakteristisch zu bezeichnen.[1])

---

[1]) In der Logik bzw. der Mathematik werden in ähnlicher Weise notwendige und hinreichende Bedingungen (für die Richtigkeit einer Aussage, das Zustandekommen eines Ereignisses) unterschieden.

Eine hinreichende, aber nicht notwendige Bedingung ist bereits für sich allein beweisend für einen bestimmten Sachverhalt (hier das Vorliegen einer bestimmten Intoxikation), jedoch ist ihr Vorhandensein im

Unglücklicherweise sind in der Praxis die meisten Symptome weder spezifisch noch charakteristisch (Fall *D*). Für Kombinationen verschiedener Symptome könnten entsprechende (kompliziertere) Überlegungen angestellt werden.

Die Diagnose auf Grund klinischer Vergiftungssymptome besitzt deshalb grundsätzlich nur Wahrscheinlichkeitswert, auch wenn man von den Schwierigkeiten der Befunderhebung und -zuordnung (Auswertung) absieht. Ob man sich auf die klinische Diagnose verläßt, hängt also — abgesehen von der Zuverlässigkeit der Anamneseerhebung — in erster Linie davon ab, welche Unsicherheit in Kauf genommen werden kann oder (auf Grund der Umstände) werden muß.

Hinzu kommt vor allem bei akuten Intoxikationen die praktische Schwierigkeit, daß selbst ein erfahrener Arzt wohl nur selten das gesamte Symptomenmosaik einer genügenden Zahl von Vergiftungen abrufbereit (unter dem bei akuten Vergiftungen meist vorhandenen Zeitdruck) im Gedächtnis hat.

Datenorientierte Leitsymptomtabellen, die charakteristischen Symptomen oder Befunden die zugehörigen Vergiftungen zuordnen, beseitigen die praktischen Schwierigkeiten nicht. Die einbezogenen Symptome gehen vielfach auf einzelne Beobachtungen zurück, schließen auch Zufallsbefunde ein und stellen häufig Scheininformationen dar.

Die Steigerung der Effektivität (Geschwindigkeit, Aussagewert) solcher Symptomenkataloge durch eine entsprechende Auswahl und Systematisierung geeigneter Symptome sieht sich einer ganzen Reihe prinzipieller und praktischer Schwierigkeiten gegenüber. Außer der oben erwähnten „Unschärfe“ der Symptome ist dabei an deren Abhängigkeit von der — im praktischen Fall meist unbekannten — Dosis, vom Stadium der Vergiftung und an die subjektiven Momente der Erhebung zu denken.

Die exakte Vergiftungsdiagnose setzt daher praktisch stets den Nachweis des toxischen Agens (des applizierten Giftes oder seiner Biotransformationsprodukte) und die entsprechende fundierte Beurteilung des Analysenergebnisses voraus.

---

positiven Fall nicht notwendig (das Fehlen schließt den Sachverhalt nicht aus).

Eine notwendige, aber nicht hinreichende Bedingung muß zwar bei einem bestimmten Sachverhalt vorhanden sein (ihr Fehlen schließt ihn aus), sie ist aber allein nicht hinreichend für dessen Beweis.

1.4. Prinzipielle Probleme der toxikologischen Analytik

Die analytische Beschreibung und Erfassung ist eine wesentliche Aufgabe im Rahmen der toxikologischen Stoffcharakterisierung und der Kontrolle toxischer Wirkungen. Die Entwicklung der Toxikologie ist dementsprechend auch eng mit der der toxikologischen Analytik verknüpft.

Toxikologische Analytik hat den Nachweis von Giften in der Umwelt und in biologischem Material sowie die Interpretation der Ergebnisse zum Ziel. Die breite Aufgabenpalette bedingt eine Aufsplitterung in verschiedene kleine Arbeitsgebiete.

Obwohl sie mit dem Nachweis und der Bestimmung toxikologisch relevanter Stoffe natürlich nur einen Teil der überhaupt bekannten bzw. existierenden Stoffe zum Gegenstand hat, ist die toxikologische Analytik nicht nur ein Sektor der analytischen Chemie, sondern ihr Arbeitsfeld ist ähnlich weitgespannt. Als Voraussetzung für den Nachweis von Giften und Vergiftungen beansprucht sie nahezu das gleiche Instrumentarium wie die gesamte Analytik. Das liegt hauptsächlich daran, daß toxische Stoffe (und auch solche Anwendungsgruppen wie Arznei- oder Pflanzenschutzmittel) sich aus allen Elementen und Verbindungsklassen rekrutieren. Daraus folgt, daß auch die Methodenpalette der toxikologischen Analytik weitgehend mit der gesamten Analytik übereinstimmen muß. Fast alle analytischen Prinzipien werden auch auf toxikologische Probleme angewandt oder sind darauf anwendbar. Während ein analytischer Chemiker sich in der Regel auf Teilgebiete der Analytik spezialisiert, ist der toxikologische Analytiker fast immer mit einem sehr breiten Spektrum an Stoffen und Methoden — bei der fast immer vergleichsweise kleinen personellen Kapazität im Extremfall als einzelner mit dem ganzen Gebiet — befaßt. Unter Routinebedingungen ist oft theoretisch Mögliches nicht praktikabel, da die Aufgaben unter Zeitdruck stehen und die instrumentelle Ausrüstung wie die mögliche Intensität der theoretischen Auswertung fast immer eingeschränkt sind. Das mag für einzelne Aufgabengebiete unterschiedlich sein, generell kommt aber auf diesem Arbeitsgebiet außer der grundsätzlichen Möglichkeit einer Problemlösung auch deren Machbarkeit unter den vorhandenen Umständen eine besondere Rolle zu. Die umrissenen Probleme werden durch die Untersuchung so komplexer und heterogener Matrices wie Körperflüssigkeiten und Organinhalte, teilweise autolytischen Organgewebes, Bodenproben etc. noch kompliziert. Die toxikologische Analytik besitzt auch hinsichtlich der Matrices Querschnittscharakter.

Die Probleme des Vergiftungsnachweises sind darüber hinaus nicht nur hinsichtlich der Methodik, sondern auch hinsichtlich des Ansatzes, der Konzeption von der Aufgabenstellung abhängig.

Während der Spurencharakter keine Besonderheit der toxikologischen Analyse ist, tritt bei ihr häufiger als bei anderen Fragestellungen die Notwendigkeit der Untersuchung sehr voneinander verschiedener Matrices auch für ein konkretes (und routinemäßiges) Problem auf. Zum Beispiel müssen bei der Untersuchung einer Schwermetallemission Kohle, Asche, Luft, Boden, Pflanzen sowie menschliches und tierisches Material untersucht werden. Zur gründlichen Untersuchung einer tödlichen Vergiftung gehören Analysen so unterschiedlicher Proben wie nichtinkorporierte Reste der fraglichen Giftpräparate und Rückstände in Gefäßen sowie ggf. auf Textilien, Erbrochenes, Mageninhalt und Magenspülflüssigkeit, Blut, Urin, ggf. Liquor, Galle und Glaskörperflüssigkeit (Corpus vitreum), vor allem Organgewebeproben, wie Leber, Gehirn, Niere, je nach den vermuteten oder nachgewiesenen Giften auch Muskulatur, Knochen, Haut, Haare und Nägel, Magen- und Darmwand bzw. Faeces (Kot); bei vorausgegangener klinischer Behandlung bzw. überhaupt in klinischen Vergiftungsfällen kommen ggf. hierzu noch zu verschiedenen Zeiten entnommene Proben von Blut, Dialyseflüssigkeit, Urin zur Verlaufsbeurteilung. Matrixprobleme und weitgehend matrixunabhängige Prinzipien haben daher für die toxikologische Analytik eine besonders große Bedeutung, und Substanzen des „biologischen backgrounds" haben bis in unsere Zeit bei ungenügender Beachtung zu Schwierigkeiten, bei unkritischer Auswertung zu Fehlinterpretationen analytischer Resultate geführt.

Als Beispiele seien nur die klassischen Dispute über postmortale As-Aufnahme aus dem Boden bei Arsenbestimmungen an exhumierten Leichen, größenordnungsmäßige Unterschiede zwischen Hg-Bestimmungen verschiedener Laboratorien nach verschiedenen Methoden, die Ähnlichkeit von Alkaloiden und Ptomainen,[1]) die Verwechslung halogenierter Insektizide wie DDT und HCH mit PCB (polychlorierten Biphenylen) angeführt.

Besonders hervorzuheben ist die oft weitgehend ungerichtete Fragestellung bei der toxikologischen Analytik — vor allem in forensischen oder auch klinischen „general unknown" — Vergiftungsfällen ohne gerichteten Verdacht auf die eingenommenen

---

[1]) Leichenalkaloide

Stoffe oder -gruppen, aber auch bei Havarien. Beispiele für solche ungerichteten Fragestellungen bei Havarien sind die erst spät auf TCDD (Tetrachlordibenzodioxin) zurückgeführte „Chlorakne", die schließlich als Folge der Einleitung von Organoquecksilberverbindungen in das Meerwasser erkannte „Minamata-Krankheit" nach einem Fischverzehr oder die 1982 in Spanien aufgetretene rätselhafte Massenerkrankung, als deren Ursache schließlich die Bildung von Ölsäureanilid in für Nahrungszwecke in den Handel gebrachtem denaturiertem Speiseöl nachgewiesen werden konnte. In der toxikologischen Analytik — vor allem was den Nachweis akuter Vergiftungen anbetrifft — unterscheidet man daher die gerichtete (oder spezielle) von der ungerichteten (oder allgemeinen) Analyse.

Ziel der gerichteten toxikologisch-chemischen Analyse ist der Nachweis bzw. Ausschluß oder die Gehaltsbestimmung bestimmter (einzelner) Gifte.

Die ungerichtete toxikologisch-chemische Analyse hat Fälle zum Gegenstand, in denen kein gerichteter Verdacht auf bestimmte Gifte oder -gruppen vorliegt („general unknown"-Fälle). Ihr Ziel besteht in der Antwort auf die Frage: „Liegt eine Vergiftung vor, und wenn ja, durch welche Stoffe?"

(Mit einer erfolgreichen Identifikation wird die allgemeine Analyse zur speziellen. Für die nachfolgenden Schritte der Gehaltsbestimmung und Interpretation, die immer eine Identifikation voraussetzen, gelten deshalb die Besonderheiten der allgemeinen Analyse nicht mehr. Daraus folgt jedoch auch die Priorität der qualitativen gegenüber der quantitativen Analyse hinsichtlich der Wertigkeit der prinzipiellen Problematik. Während der gezielte Nachweis oder Ausschluß bestimmter Gifte und auch deren Gehaltsbestimmung fast immer möglich und mehr eine Frage des Aufwandes ist, kann die allgemeine Frage nach dem Vorliegen einer Vergiftung überhaupt nicht immer eindeutig und vor allem wegen der praktisch nicht möglichen Untersuchung auf alle potentiellen Gifte niemals sicher mit „nein" beantwortet werden.)

Wesentlich ist der oft verwischte Unterschied zwischen gerichteter und ungerichteter Analyse bei der Untersuchung auf organische — und hier vor allem schwerflüchtige — Verbindungen, auf die der größte Teil der akuten Vergiftungen zurückgeht. Ist die Art der in Betracht kommenden Stoffe nicht bekannt (und das ist erfahrungsgemäß häufiger der Fall als das Vorliegen eines gerichteten Verdachtes, der sich zudem oft als falsch herausstellt), sieht sich die allgemeine Analyse einem großen, heterogenen Kreis chemischer

Verbindungen gegenüber, deren Anwesenheit im Untersuchungsmaterial nachgewiesen oder ausgeschlossen werden soll. Diese Verbindungen können allen Verbindungsklassen der organischen Chemie entstammen. Die allgemeine toxikologisch-chemische Analyse organischer Verbindungen nimmt deshalb eine Mittelstellung zwischen anderen qualitativ-analytischen Aufgaben (Nachweis oder Ausschluß von Stoffen aus relativ homogenen, eindeutig begrenzbaren Gruppen) und der Strukturermittlung unbekannter Verbindungen ein. Obwohl vielfach die schließlich nachgewiesenen Stoffe (wie im letzten Fall das Ölsäureanilid) prinzipiell bekannt sind, ist ein derart diffuser großer Kreis sonst mindestens für Routinefälle ungewöhnlich; die Aufgabenstellung rückt hinsichtlich der geringen „Präinformation“ an die Grenze zur Strukturaufklärung völlig unbekannter Stoffe. Eine Beschränkung auf „Arzneimittel“ oder „PSM“ (Pflanzenschutzmittel) bedeutet in diesem Sinne auch kaum eine gerichtete Fragestellung angesichts der Tausende von Wirkstoffen in solchen Gruppen (mindestens mehrere Hundert sogar für ein Verbreitungsgebiet); die Biotransformation erhöht diese Zahlen noch.

Die qualitative Analyse erhält in solchen Fällen das Primat, wodurch Fragen der Relevanzbewertung eines großen Kreises von Stoffen, von Aussagewert (der Informationskapazität von Verfahren etc.) und -sicherheit sowie dafür adäquate Methoden und ein optimales Strategiekonzept (Systematisierung von Daten und Verfahren nach extensiver Ermittlung der analytischen Parameter für alle einzubeziehenden Stoffe und Verfahrensschritte) wichtig werden (s. dazu Abschn. 1.4.1., S. 62ff.). Durch die Erhöhung von Empfindlichkeit und Selektivität der Methoden zum Nachweis einzelner Stoffe und -gruppen ist dieses Problem jedenfalls nicht zu lösen.

Beim Nachweis von chronischen Vergiftungen und Spätschäden liegt die Hauptschwierigkeit meist darin, eine kausale Verbindung zwischen der Einwirkung des Giftes und den beobachteten Schäden herzustellen, da während der langen Latenzzeit möglicher toxischer Schäden auch vielfältige andere Faktoren auf die betroffenen Individuen einwirken und sich somit nicht ohne weiteres ein bestimmter Effekt auf eine bestimmte Ursache zurückführen läßt (s. dazu auch S. 58f.).

So werden beispielsweise einerseits noch immer alle möglichen weiteren Erklärungen des Ansteigens von Lungenkrebs (Bronchialkarzinomen) in vielen Ländern als Ersatzhypothesen für das Tabakrauchen als wesentlichste Ursache angeführt, obwohl seit

Jahrzehnten in zahlreichen Untersuchungen ein eindeutiger Zusammenhang der Lungenkrebserkrankungshäufigkeit mit der Zunahme des Tabakrauchens (besonders des Zigarettenkonsums) erwiesen wurde und zudem auch die cancerogenen Substanzen des Tabakrauchens bekannt sind.

Andererseits ist es kaum möglich, für tierexperimentell nachweislich cancerogene Verbindungen an einer bestimmten menschlichen Population die ausschließlich auf die Wirkung dieser Substanz zurückgehenden Anteile der Krebsmorbidität (-erkrankungsrate) oder Krebsmortalität (-sterberate) epidemiologisch „herauszufiltern". Das gilt unter anderem für zwei jahrzehntelang ohne Bedenken verwendete Wirkstoffe, den Süßstoff Saccharin und das schmerzlindernde und fiebersenkende Arzneimittel Aminophenazon (Pyramidon®), zwei der ältesten synthetischen Arzneimittel bzw. Lebensmittelzusatzstoffe überhaupt.

Aus Tierexperimenten haben sich Hinweise auf eine cancerogene Wirkung von Saccharin und Aminophenazon (wenigstens in hohen Dosen) ergeben. Ob aber die daraufhin zu befürchtende Gefährdung im Verlaufe der jahrzehntelangen Einnahme dieser Mittel durch hunderttausende Menschen tatsächlich einen Teil der Gesamtkrebsrate verursacht hat, ist nicht ohne weiteres feststellbar.

Der Anteil der analytisch-methodischen Seite an den Schwierigkeiten der Klärung dieser Fragen ist weit geringer als bei den oben umrissenen Problemen des Nachweises akuter Vergiftungen; die chronische Exposition steht hier nicht in Zweifel und bedarf keines Nachweises. Am ehesten ist noch die Aufklärung des Chemismus der Biotransformation und damit der möglichen Mechanismen der zur Mutagenese oder Cancerogenese führenden zellulären Schädigungen ein analytisches Problem.

Auch bei chronischen Belastungen mit metallischen Giften existieren solche Schwierigkeiten des Kausalitätsnachweises. Zum Beispiel besteht bei dem praktisch ubiquitären Quecksilber noch keine völlige Klarheit über die Höhe der noch unbedenklichen Konzentrationen im Organismus; früher als überhöht angesehene Konzentrationen werden zuweilen anscheinend beschwerdefrei vertragen, während in anderen Fällen Gegenteiliges beobachtet wurde. Ähnliches gilt auch für andere metallische Gifte. Die Besonderheit, daß wegen der Multideterminiertheit und Variabilität biologischer Systeme und Phänomene die abschließende Bewertung toxikologisch-analytischer Ergebnisse — etwa der Bedeutung von Wirkstoffkonzentrationen im Blut oder in Organgeweben — nicht selten problematischer ist als die analytische Methodik selbst, ist sogar in der gesamten toxikologischen Analytik beim Nachweis akuter und chronischer Intoxikationen anzutreffen.

Der analytischen Präzision kommt wegen dieser die analytischen Fehler meist übersteigenden biologischen Variabilität meist keine zu große Bedeutung zu, während die qualitativen Aussagesicherheiten ebenso wie die kritische Interpretation — die weitere, vielfach nicht genügend bekannte Faktoren zu berücksichtigen hat — sehr wichtig sind (Ausmaß der Konsequenzen einer Aussage).

Zur Umgehung der Interpretationsschwierigkeiten werden bei medizinisch, juristisch oder ökologisch hochrelevanten toxikologischen Problemen Entscheidungsgrenzen konventionell definiert (z. B. MAK-Werte, Immissionskonzentrationen, Grenzwerte für toxische Nahrungsmittelbestandteile etc.; Blutalkohol-Grenzwerte für die Beurteilung der Verkehrstüchtigkeit). Die Kontrolle der Einhaltung solcher konventioneller Entscheidungsgrenzen macht dann gegebenenfalls indirekt eine analytische Präzision erforderlich, die durch die biologische Variabilität des zugrundeliegenden Phänomens (der toxischen Konzentrations/Wirkungs-Relation) nicht gerechtfertigt wird. (Zum Beispiel liegt die analytisch zu garantierende Streuung von Blutalkoholkonzentrationen bei $\leq \pm 0{,}1$ mg Ethanol/g Blut; die Überschreitung eines Lebensmittelgrenzwertes oder einer maximalen Arbeitsplatzkonzentration um wenige Prozente kann zur Ablehnung von Produkten bzw. zu anderen einschneidenden Konsequenzen führen.) Keiner Erläuterung bedarf, daß ein hoher analytischer Aufwand natürlich nicht gerechtfertigt ist, wenn die Schwierigkeit anstatt in der Erkennung toxischer Gefährdungen in deren Beseitigung liegt (z. B. bei SO_2 oder Thiolen in der Luft). Umgekehrt haben administrative Auflagen z. B. hinsichtlich Emissionen, Grenzkonzentrationen etc. nur Sinn, wenn sie auch analytisch kontrolliert werden können.

Die bisher erläuterten Besonderheiten der toxikologischen Analytik betrafen vorrangig die Untersuchungsaufgaben, den Nachweis von Vergiftungen. Aus ihnen (und vor allem aus den im folgenden noch detaillierten Problemen der allgemeinen toxikologischen Analyse auf organische Verbindungen) ergeben sich jedoch auch einige Konsequenzen für toxikologisch-analytische Forschungsaufgaben, auf die abschließend kurz eingegangen werden soll.

Was die unmittelbar analytisch-methodische Forschung betrifft, so partizipiert die toxikologische Analytik weitgehend an den methodischen Fortschritten der „klassischen Analytik", obgleich das nicht notwendig so sein muß und nicht immer so war (man denke nur an die für forensisch-toxikologische Zwecke ausgearbeitete MARSHsche Arsenprobe, wohl das erste mikroanalytische Verfahren überhaupt). Die Gründe hierfür sind einerseits die geringe personelle Kapazität des kleinen Fachgebietes im Vergleich zu dem viel größeren Potential der allgemeinen Analytik in den verschiedensten Laboratorien, zum anderen aber auch die verbreitete und nicht voll gerechtfertigte Auffassung der toxikologischen Analytik als eines vorwiegend durch Empirie und Erfahrung bestimmten Arbeitsgebietes. Es existieren durchaus „theorieträchtige" toxikologisch-analytische Probleme (z. B. Fragen von Aussagewert und Sicherheit der qualitativen Analyse bzw. der Substanzidentifikation, vor allem bei Methoden-Kombinationen, Gleichgewichte bei der Isolation aus wäßrigen und biologischen Matrices vor allem im Hinblick auf optimierte Kompromisse bei Vielstofftrennungen). Darüber hinaus lassen sich manche anscheinend nur auf Erfahrung zu gründende oder aufwendig empirisch zu klärende Entscheidungen zwischen alternativen analytischen Methoden, Schritten, Bedingungen oder Verfahrenskombinationen nicht selten recht gut aus allgemeinen Gesetzmäßigkeiten ableiten oder durch diese eingrenzen. Ohne die Rolle von Erfahrung und Empirie leugnen zu wollen, bedeutet die Beschränkung darauf auch im Hinblick auf die komplexe Determiniertheit und Variabilität der biologischen Matrices und Zusammenhänge den Verzicht auf wesentliche Entscheidungshilfen und Klärungsmöglichkeiten.

Toxikologische Analytik ist auch unabhängig von der unmittelbar analytisch-methodischen Entwicklung ein wesentliches Instrument der toxikologischen Forschung überhaupt in Form der Anwendung des modernen analytischen Arsenals auf alle möglichen toxikologischen Probleme. Diese Analytik für die toxikologische Forschung wird neuerdings — nicht nur wegen der immer teurer werdenden instrumentellen Analytik — zunehmend zum ökonomischen Problem.

Mit den international enorm zunehmenden Kosten für die toxikologische Testung neuer Produkte steigt auch der dafür notwendige analytische Aufwand stark an. Nach den „good laboratory practice"-Regeln (FDA der USA, von der WHO empfohlen und u. a. von der DDR akzeptiert) werden z. B. die analytische Kontrolle der Wirkstoffzusätze zum Futter und die Registrierung der Kühlschranktemperaturen während der Probenaufbewahrung gefordert neben der Pharmakokinetik für Wirkstoffe und Begleitstoffe bis herab zu 0,1% sowie für die Biotransformationsprodukte; außerdem wird die Senkung von Begleitstoffgehalten auf 0,3% angestrebt. Die teilweise als überspitzt erscheinenden Forderungen erhalten ihre Berechtigung im Hinblick auf die Entwicklung von Wirkstoffen mit Wirkdosen im Mikrogrammbereich. Zum Beispiel entspricht das Arzneimittel Clenbuterol mit einer ED = 10 µg verglichen mit einem „klassischen" Medikament wie der Acetylsalicylsäure mit ED = 0,5 g einer Beimengung von 0,002%; ähnliches gilt für das Herbizid 2.4.5.-T und TCDD.[1]) Anderenteils erscheint die Quote der Kosten für die Analytik gering im Verhältnis zu den Gesamtkosten der toxikologischen Prüfung und der Produktentwicklung. (Allein ein Cancerogenitätstest wird mit 1 Mio, die Entwicklung eines neuen marktfähigen Arzneimittelwirkstoffes mit 50···100 Mio Mark veranschlagt.) Schließlich wird auch hier gerade die Vermeidung des durch internationale Empfehlungen und Konkurrenzdruck erzwungenen Aufwandes am teuersten, da künftig nicht nach diesen Regeln geprüfte Produkte zunehmend weniger absetzbar werden.

Die Forschung für die analytische Praxis (Überwachung, Aufklärung unklarer Vergiftungsfälle und Havarien etc.) muß vorwiegend den an sich vorhandenen theoretisch-prinzipiellen analytischen Vorlauf lediglich adaptieren, soweit das die Bedingungen (Zugänglichkeit von Geräten und Arbeitsmitteln) erlauben. Dabei kann sicher auch durch optimale Kompromisse bis zur Standardisierung sowie durch organisatorische Schritte, wie Profilierung und sinnvolle Zentralisierung, manches verbessert werden.

1.4.1. Probleme der allgemeinen toxikologischen Analyse auf organische Gifte

Ein besonderes Problem der toxikologischen Analytik ist der bereits erwähnte Vergiftungsnachweis ohne gerichteten Verdacht auf die in Frage kommenden Gifte in den sogenannten „general unknown"-Fällen, die vor allem bei akuten Vergiftungen häufig sind, aber auch bei Havarien und anderen Konstellationen vorkommen. Obwohl implizit bereits seit dem 19. Jahrhundert üblich, blieben konsequente konzeptionelle Überlegungen und erst recht

[1]) Das 2.4.5.-T (2.4.5.-Trichlorphenol) enthielt technologisch bedingt Beimengungen des hochtoxischen 2.3.6.7.-Tetrachlordibenzodioxins (TCDD, Dioxin), das bei Nichteinhaltung der Prozeßparameter vermehrt und auch nachträglich — z. B. pyrolytisch beim Abbrennen abgetöteter Pflanzen — entstehen kann. Inzwischen wird sowohl bei der Herstellung als auch bei der Verwendung angestrebt, die Entstehung von TCDD zu vermeiden.

experimentelle Arbeiten zu dieser systematischen toxikologischen Analyse bis zur Gegenwart unpopulär.

Die Ursachen für die besonderen Schwierigkeiten der allgemeinen (ungerichteten) toxikologischen Analyse auf organische Gifte fußen in der sehr hohen Anzahl der potentiell toxischen organischen Verbindungen und der außerordentlichen Heterogenität dieses im übrigen kaum scharf abgrenzbaren Gebietes (toxische Verbindungen finden sich in praktisch allen Verbindungsklassen). In jedem fraglichen Vergiftungsfall ist beim Fehlen stichhaltiger Hinweise prinzipiell mit dem Auftreten eines oder mehrerer Stoffe aus vielen Tausenden bis Zehntausenden zu rechnen, wenn dabei auch eine sehr geringe Wahrscheinlichkeit vorliegt.

Die Eingrenzung des — im übrigen kaum scharf abgrenzbaren — Kreises potentieller organischer Gifte auf Arzneimittel oder Pflanzenschutzmittel bedeutet noch keine wesentliche Beschränkung. Zur Zeit werden etwa 7000 Arzneimittelwirkstoffe angewandt, deren Anzahl sich ständig erhöht, und sie wird in analytischer Hinsicht durch die häufig verwickelte Biotransformation im Falle des Nachweises in biologischem Material noch vervielfacht. Die Aufgabe, das Vorhandensein oder das Fehlen eines oder mehrerer Stoffe aus einem derart großen Kreis strukturell sehr unterschiedlicher Stoffe ohne jeden Hinweis unter Routinebedingungen (d. h. unter Zeitdruck und mit begrenztem personellen und instrumentellen Potential) festzustellen, ist nicht absolut lösbar, sie kann nur asymptotisch angenähert werden. Diese Aufgabe erfordert eine besondere, explizite „strategische Konzeption" sowohl bei der Vorbereitung als auch bei der Durchführung und Auswertung der Analyse, d. h.

- einen ausreichenden Datenfundus für den Rückschluß von den zunächst „anonymen" analytischen Signalen auf die vorliegenden Stoffe,
- eine Auswahl optimal geeigneter Methoden (bzw. analytischer Schritte oder Bedingungen) und deren optimale Systematisierung.

Die anzuwendenden Analysenmethoden bzw. -bedingungen (z. B. Deproteinisierungsreagentien, Lösungsmittel, pH-Werte und Phasenverhältnisse bei der Isolation, chromatographische Prinzipien, Trennungsbedingungen und Detektionsmethoden, photometrische Spektralbereiche bzw. Medien usw.) müssen im Hinblick auf den Umfang des umrissenen Problems notwendig Kompromisse darstellen, verglichen mit den für die gezielte Isolation und den Nachweis einzelner Verbindungen bzw. gut abgegrenzter -gruppen (spezielle toxikologische Analyse, s. dazu S. 56) optimal geeigneten Verfahren.

Die genannten Voraussetzungen, die im folgenden etwas detailliert werden sollen, bedingen sich zum Teil gegenseitig. Analytische Kriterien zur Unterscheidung von Giften und toxikologisch harmlosen Stoffen gibt es nicht und kann es nicht geben, abgesehen vom ohnehin dialektischen Charakter des Giftbegriffes.

Der Nachweis einer fraglichen Vergiftung setzt deshalb immer die *positive Identifikation* definierter Stoffe (nicht Stoffgruppen) voraus. Falls diese gelingt, ist ihr Aussagewert (ihre Sicherheit) erheblich größer als der bei negativem Ausfall der *ungerichteten* Analyse. Ein absolut *sicherer Ausschluß* einer Vergiftung mit organischen Verbindungen (bzw. der Ausschluß der Anwesenheit irgendwelcher potentiell toxischer körperfremder Verbindungen im biologischen Untersuchungsmaterial) *ist allgemein nicht möglich.* Das bedeutet, daß die allgemeine Frage nach einer Vergiftung mit toxischen organischen Verbindungen (bzw. nach der Inkorporation organischer Xenobiotika) niemals sicher mit „nein" beantwortet werden kann.

Die qualitative Analyse erhält dadurch beim ungerichteten Vergiftungsnachweis das strategische Primat gegenüber anderen analytischen Zielen, wie höchster Selektivität und Empfindlichkeit bzw. Präzision und Richtigkeit quantitativer Ergebnisse.

Sowohl die Auswahl der optimal geeigneten Methoden aus den verfügbaren Vorschlägen als auch die optimale Systematisierung des analytischen Vorgehens (systematische toxikologische Analyse) bedingen einen dafür ausreichenden Datenfundus. Zur Ermöglichung der Auswahl müssen zunächst sogar wesentlich mehr Daten (außer für die letztlich als optimal befundenen auch für die als ungeeignet zu eliminierenden) verfügbar sein. Die erste Voraussetzung ist das Vorhandensein einer adäquaten Datenbasis für die Zuordnung der analytischen Signale, die gewissermaßen zwangsläufig zu den vorliegenden Verbindungen und deren einwandfreier Identifikation hinführen müssen. Die postulierten Lücken in der verfügbaren Basis analytischer Daten scheinen im Widerspruch zu der vielfach als „Informationsexplosion" bezeichneten kaum übersehbaren Flut von Publikationen auch in der Toxikologie und der toxikologischen Analytik zu stehen.

Folgende Erscheinungen sind jedoch die Ursache dafür, daß die Daten für die allgemeine toxikologische Analyse noch immer unzureichend vorliegen und die Informationsflut auch als Redundanzflut interpretiert werden kann: Abgesehen von der überwie genden Publikation *spezieller* toxikologisch-analytischer Methoden für den Nachweis oder die Bestimmung einzelner Stoffe oder kleiner Stoffgruppen, wird die Erarbeitung methodischer Varianten gegenüber der Ermittlung analytischer Parameter bevorzugt.

Manche Stoffklassen werden überbetont zuungunsten anderer, woran Modetrends nicht unbeteiligt sind.

Für eine Anzahl potentieller Gifte sind daher kaum analytische Eigenschaften oder Verfahren bekannt, während für einen relativ engen Kreis toxikologisch relevanter Stoffe eine Unzahl methodischer Varianten publiziert wird. Für die ungerichtete Analyse zu nutzende analytische Eigenschaften müssen im Idealfall für alle Verbindungen, auf die sich eine „general unknown"-Untersuchung erstrecken soll, vollständig für alle in Betracht kommenden Datenkategorien (analytische Prinzipien, Methoden, Schritte, Bedingungen) vorliegen; jede Lücke vermindert die Erfolgsaussichten.

Die Effektivität der Datensammlung wird wesentlich eingeschränkt, wenn

— für relevante Stoffe (bzw. den im konkreten Fall nachzuweisenden Stoff) keine analytischen Informationen eingespeichert sind,
— die verschiedenen Datenkategorien unterschiedlich extensiv ermittelt wurden (z. B. eine Reihe von jeweils regelmäßig angeordneten Schmelzpunkten, R_f in verschiedenen Systemen, Farbreaktionen, UV-Maxima für sich nicht völlig deckende Gruppen von Verbindungen),
— die Daten innerhalb einer Kategorie (eine Methode oder eines methodischen Prinzips etc.) nicht unter gleichen oder ineinander überführbaren Bedingungen ermittelt wurden.

Wie in anderen analytischen Disziplinen entsteht auch in methodischer Hinsicht ein gewisser Zwang durch Modetrends: neue Analysenprinzipien werden nach ihrer Einführung mit übertriebenen Erwartungen auf alle denkbaren Aufgaben angewandt.

Erst nach Jahren ergibt sich eine Sättigung und aus einer gewissen Ernüchterung manchmal sogar die Rückbesinnung auf weniger problematische und noch nicht erschöpfte ältere Prinzipien.

Vorschläge neuer methodischer Varianten erfolgen zum größten Teil noch, ohne daß die tatsächlichen Vorteile gegenüber existierender Verfahren nachgewiesen werden.

— Analytische Eigenschaften liegen vielfach in der Form von Resultanten methodischer Abläufe vor, anstatt „Schritt für

Schritt" ermittelt zu werden (z. B. sind Verteilungskonstanten und Dissoziationskonstanten in Wiederfindungsraten eingeschlossen etc.).

- Für verschiedene einzubeziehende Stoffe ist nicht das gleiche „Datenmosaik" bekannt, sondern zur Charakterisierung der einzelnen Stoffe liegen jeweils unterschiedliche Datenkategorien vor.
- Die gleichen Datenkategorien wurden vielfach unter verschiedenen Bedingungen ermittelt.
- Oft existiert nur scheinbar eine Fülle verwertbarer Daten.

Als z. B. das Committee on Systematic Toxicological Analysis der International Assocation of Forensic Toxicologists (TIAFT) Listen von Retentionsindices toxikologisch relevanter schwerflüchtiger organischer Verbindungen in einigen häufig verwendeten GC-System zusammenstellte, boten sich zunächst zehntausende Literaturdaten für tausende verschiedene Verbindungen an. Bald bestätigte sich der Verdacht, daß ein Großteil der Daten aus verschiedenen Gründen nicht verwertbar war und es sich nur bei einem kleinen Teil um original experimentell ermittelte Werte handelte; die meisten waren lediglich wechselweise von anderen Autoren übernommen und somit Scheininformationen. Von etlichen relevanten Stoffen fehlen derart elementare Daten angesichts der Flut fachbezogener Publikationen noch immer.

Da das Idealziel der Berücksichtigung aller überhaupt vorkommenden Gifte weder hinsichtlich der Datenbasis noch hinsichtlich der Methodensystematisierung (in Form von Kompromissen) praktisch zu erreichen ist, muß ein eingeschränkter Kreis relevanter Stoffe festgelegt werden, die nachgewiesen oder ausgeschlossen werden sollen. Das läuft auf die Festlegung eines Wahrscheinlichkeitswertes hinaus, unterhalb dessen potentielle Gifte bei der allgemeinen toxikologischen Analyse per conventionem unberücksichtigt bleiben können. Im Hinblick auf die medizinischen und rechtlichen Konsequenzen der Nichterkennung auch einzelner seltener Vergiftungsfälle darf diese Grenzwahrscheinlichkeit nicht zu hoch angesetzt werden.

Für die Abgrenzung dieses Kreises sind weder die statistische Häufigkeit nachgewiesener Vergiftungen noch die Toxizität allein wesentlich. Da in der Statistik nur die bekanntgewordenen Fälle enthalten sind, ist ein Rückkopplungsprozeß zwischen der zu niedrigen statistischen Häufigkeit (scheinbare Wahrscheinlichkeit) nur zum Teil erkannter seltener Vergiftungen und ihrer dadurch motivierten ungenügenden Berücksichtigung bei „general unknown“-Fällen zu vermuten, da so ein erhöhter Anteil dieser Fälle latent bleiben kann. Für die Notwendigkeit, die Identifikation eines Stoffes auch beim Fehlen von Verdachtsmomenten zu gewährleisten, ist jedoch die *Wahrscheinlichkeit seines tatsächlichen Auftretens im Untersuchungsmaterial* und nicht in der Statistik nachgewiesener Vergiftungsfälle entscheidend.

Neben der Toxizität (der Fähigkeit, toxisch zu wirken, durch Giftwirkung zu schaden) sind dafür andere Faktoren — Verbreitungshäufigkeit, Erlangbarkeit, Verbreitung von Kenntnissen über die Wirkung, selbst Modeströmungen — für Abusus, Suizid, Unfall und Mord in unterschiedlicher Weise maßgebend. Man definiert deshalb die *toxikologische Relevanz* als Wahrscheinlichkeit für das Auftreten eines Stoffes als Vergiftungsursache (entspricht der Wahrscheinlichkeit, toxisch zu wirken; auch als toxikologische Gefährlichkeit bezeichnet).

Da es keine analytisch feststellbare Eigenschaft gibt, die alle „toxischen“ von allen „nichttoxischen“ Verbindungen zu unterscheiden gestattet, muß die allgemeine toxikologisch-chemische Analyse darüber hinaus auch im Untersuchungsmaterial auftretende harmlose (toxikologisch irrelevante) körperfremde Verbindungen identifizieren können, auf die die angewandten Analysenmethoden ansprechen, für die sie Signale liefern. Als *toxikologisch-chemische oder toxikologisch-analytische Relevanz* definiert man daher die (relative) Wahrscheinlichkeit des Auftretens körperfremder Stoffe im Untersuchungsmaterial, die als Maßstab für ihre Einbeziehung in Systeme der allgemeinen toxikologisch-chemischen Analyse gelten sollte (R. K. Müller et al., 1967, 1970).

Nicht zu den in diesem Sinne eigentlich toxikologisch relevanten, aber zu den toxikologisch-analytisch relevanten Stoffen gehören auch die Biotransformationsprodukte (Metaboliten). Daß darüber hinaus auch körpereigene Verbindungen und Fäulnisprodukte erkannt werden müssen, falls sie bei der Isolation nicht völlig von den körperfremden Stoffen abgetrennt werden, ist selbstverständlich.

Solange keine Konventionen über dieses Maß bestehen, werden — abgesehen von den Unterschieden zwischen den einzelnen Verbreitungsgebieten — subjektive Momente die Auswahl eines solchen Kreises toxikologisch-analytisch relevanter Verbindungen beeinflussen. Nationale Unterschiede sind für diese Auswahl kaum entscheidend, da z. B. die meisten Arzneimittel- und Pflanzenschutzmittelwirkstoffe international verwendet werden. Vielfach wird nur die extensive Ermittlung der analytischen Stoffparameter nach dem Prinzip „alles gegen alle" übrig bleiben, eine Aufgabe, die an einigen Orten für Parameter der flüssig/flüssig Extraktion, DC-R_f-Werte und Detektionsreaktionen sowie für UV-Absorptionsdaten seit Jahren betrieben wird, die aber eine auch nur annähernd vollständige Lösung nur bei breiterer (im Idealfall internationaler) Kooperation erwarten läßt.

Die Auswahl der geeignetsten analytischen Methoden, Verfahrensschritte oder -bedingungen, für die sich gegebenenfalls auch der Aufwand der extensiven Ermittlung fehlender Stoffdaten lohnt und deren Systematisierung eine optimale Effektivität (das heißt in diesem Rahmen maximalen Informationsgewinn bei minimalem Zeitbedarf) verspricht, erfordert

— objektive Optimierungskriterien für die Leistungsfähigkeit der Methoden,

und deren Anwendung erfordert wiederum

— das Vorliegen ausreichend vieler geeigneter Daten als Grundlage des objektiven Vergleichs (s. dazu S. 62ff.).

Beides fehlt häufig. Die von verschiedenen Autoren publizierten Modelle und Ergebnisse zur Auswahl optimaler DC-Systeme für die Vortrennung toxikologisch relevanter organischer Verbindungen (MOFFAT et al., DE ZEEUW et al., MÜLLER et al.) stellen eher eine Ausnahme dar.

Da bisher objektive Vergleiche neuer methodischer Vorschläge mit bereits vorliegenden selten erfolgen, erhöht sich die für manche Wirkstoffgruppen bereits unübersehbare Publikationsflut.

Die Unvollständigkeit erschwert schließlich insbesondere auch die systematisierende Verknüpfung der Daten.

Nur vollständigkeitshalber soll schließlich erwähnt werden, daß selbst beim Vorliegen eines ausreichend breiten Datenfundus — etwa von Detektionsreaktionen, R_f- oder RI-Werten, UV- oder Massenspektren — deren adäquate Anordnung die Möglichkeit und Geschwindigkeit der Signalzuordnung und der schließlichen Substanzidentifikation entscheidend beeinflußt.

1.5. Prinzipien der Vergiftungstherapie

Zur Vergiftungstherapie können im vorliegenden Rahmen nur Übersichtsinformationen gegeben werden. Die Angaben stellen keine Therapierichtlinien dar (s. hierzu LUDEWIG/LOHS).

Bei Vergiftungen ist eine ***kausale*** (auch ätiotrope, auf die krankmachende Ursache gerichtete) und eine *symptomatische* (die Symptome, die Auswirkungen kompensierende) Therapie möglich.

Die kausale Therapie zielt auf die Senkung der Konzentration des Giftes im Organismus (oder im Erfolgsorgan, am Rezeptor) durch Resorptionsverhinderung, Förderung der Elimination (der Biotransformation und Ausscheidung) oder auf die Inaktivierung. Man unterscheidet hierbei zwischen der allgemeinen und der spezifischen Kausaltherapie (mit fließenden Übergängen).

Maßnahmen der allgemeinen Kausaltherapie sind z. B.

- Magenspülung,
- Gabe von Adsorbentien und/oder Laxantien (Abführmitteln),
- Förderung der Harnausscheidung (Diurese) bis zur forcierten Diurese mit Harnmengen $\geq 10\ l$/d,
- Förderung der Atmung (bei flüchtigen Giften wie CO), bis zur Hyperventilation oder in Form der Sauerstoffüberdruckbehandlung (hyperbaren Oxygenation),
- Austauschtransfusion,
- extrakorporale Eliminationsverfahren,
  - Hämodialyse,
  - Hämoperfusion.
  - Plasmaseparation,
  - Plasmaultrafiltration,
- Peritonealdialyse (Infusion von Dialyselösungen in den Bauchraum (Peritoneum = Bauchfell) und Diffusion von Giften aus den Gefäßen in das Dialysat.)

Obwohl diese Maßnahmen keine spezifische Inaktivierung bestimmter Gifte im Sinne eines Angriffs am Wirkstoffmolekül zum Ziel haben, richten sich ihre Anwendung und Effektivität doch nach der Art der Vergiftung. Die Magenspülung sowie die Gabe von Adsorbentien oder Laxantien setzen die Anwesenheit des Giftes im Magen-Darm-Kanal und damit also in der Regel die orale Aufnahme voraus. Eine Förderung der Harnausscheidung und der Atmung sind nur sinnvoll, sofern ein wesentlicher Teil der

Ausscheidung auf diesen Wegen vor sich geht. Die Austauschtransfusion hat nur zu einem Zeitpunkt Sinn, zu dem ein wesentlicher Teil des Giftes im Blutkreislauf (gelöst oder in Proteinbindung) vorhanden ist und durch weniger eingreifende Maßnahmen nicht eliminiert werden kann.

Die Hämodialyse setzt die Permeabilität des Giftes durch die Dialysemembranen voraus und muß bei stark proteingebundenen Stoffen ebenso versagen wie die Hämoperfusion an beschichteter Aktivkohle; ähnliches gilt für die Plasmaultrafiltration und die Peritonealdialyse.

Von diversen Giften liegen noch keine ausreichend sicheren Kenntnisse über die Effektivität der unterschiedlichen unspezifischen Eliminationsverfahren vor, da Fallverläufe darüber nur bedingt Aufschluß geben können (Abhängigkeit von den Faktoren). Eine weitgehend vollständige Literaturübersicht hierzu gibt G. Seyffart („Giftindex — Dialyse und Hämoperfusion bei Vergiftungen"). Insbesondere mit der steigenden Anwendung der Hämoperfusion zeichnet sich die Tendenz ab, durch Modellversuche und gründliche Konzentrationsbilanzen praktischer Fälle objektive Angaben zur Effektivität von Eliminationsverfahren zu erhalten.

Die *spezifische* Kausaltherapie besteht in der Gabe von Antidoten (Gegengiften). Sie setzt die Kenntnis der Vergiftungsursache voraus. Auch wenn diese bekannt ist, besteht die Schwierigkeit der richtigen Dosierung. Bei unbekannter Giftdosis bleiben zu niedrige Antidotdosen ineffektiv, während überdosierte Antidote ein „Umkippen" der Intoxikation bewirken können (z. B. die Gabe selbst erheblich toxischer Cobaltsalze bei Cyanidvergiftung).

Insgesamt existieren entgegen früheren Auffassungen nur gegen wenige Gifte spezifische Antidote.

Zeitlichen Vorrang haben bei akuten Intoxikationen

— die Wiederherstellung oder Erhaltung der Vitalfunktionen (der grundlegenden Lebensfunktionen, insbesondere Atmung und Kreislauf) und
— die möglichst unverzügliche Entfernung noch nicht resorbierter Reste (Erbrechen auslösen, Abspülen, Magenspülung, -absaugung, -ausheberung, Gabe von Adsorbentien, wie Aktivkohle oder Magnesiumoxid, bzw. von Laxantien, wie Natriumsulfat).

Die Erhaltung der Vitalfunktionen richtet sich auf Atmung und Kreislauf einschließlich der Schockbehandlung.

Atmung:

- Freimachen der Atemwege von Schleim, Erbrochenem, Zahnprothesen (Absaugen; manuell);
- Mund-zu-Mund-Beatmung, Intubation (Einführung eines Tubus in die Luftröhre zur Gewährleistung der künstlichen Beatmung unter tiefer Bewußtlosigkeit; nur durch geschulte Fachärzte durchführbar), Sauerstoffbeatmung (bei reinem Sauerstoff nicht über mehrere Stunden ohne Kontrolle durch Anästhesisten), automatische oder Balg-Beatmungsgeräte; bei Lungenverätzung oder Lungenödem O_2 ohne Überdruck; Azidosebehebung (Kompensation unphysiologisch niedriger Blut-pH-Werte $<$ pH 7,3; z. B. Gabe von Tris-Puffer).

Kreislauf:

- Im Schockzustand ist die Behandlung vom Schocktyp abhängig,
- bei peripherer Gefäßerweiterung (Vasodilatation) mit Blutdruckabfall (Hypotonie): Infusionstherapie und evtl. Gabe peripher wirkender, vasokonstriktorischer (gefäßverengender) Mittel, die wiederum bei einigen Vergiftungen kontraindiziert sein können (z. B. Noradrenalin bei Halogenkohlenwasserstoffen wegen der Gefahr des Herzkammerflimmerns),
- bei sogenannter Zentralisation (peripherer Vasokonstriktion ohne wesentliche Blutdrucksenkung): alpha-Blocker (neurotrope Medikamente), evtl. Elektrolytlösungen und Plasmaersatz (Infusionen),
- Kontrolle des Elektrolyt- und Wasserhaushaltes,
- bei hartnäckigen Schockzuständen Überweisung in eine Intensivtherapiestation; ggf. Glukokortikoide (auch zur Ödembehandlung; z. B. Prednisolon, Dexamethason).

Bei oraler Giftaufnahme stehen Erbrechen und Magenentleerung im Vordergrund und bleiben auch (z. B. bei Tabletteneinnahme) längere Zeit — in manchen Fällen bis zu Tagen — aussichtsreich.

Bei Bewußtlosigkeit, Störungen der Schutzreflexe sowie bei Lösungsmittelvergiftungen ist die Magenspülung besonders vorsichtig vorzunehmen. Bei Ätzgiften muß nach der Frühphase an die Möglichkeit der Perforation des Magens gedacht werden. Erbrechen wird durch Rachenkitzeln, schluckweises Trinken lauwarmer Kochsalzlösung (4···6 Eßlöffel NaCl auf 1 *l* Wasser) ausgelöst; Apomorphininjektion (keinesfalls bei Kindern) wird nicht mehr empfohlen und erfolgt nur ausnahmsweise unter besonderen Vorsichtsmaßregeln.

Die Magenspülung erfolgt nach Gabe von Atropin in Linksseitenlage mit weitlumigen Gummischlauch und Trichter; wenn möglich ist vor dem Einfüllen von Spülflüssigkeit flüssiger Mageninhalt abzusaugen. Gespült wird zunächst mit Wasser (die ersten Anteile sollen dabei für die Analyse asserviert werden), dann mit Aktivkohle (etwa 20 g/*l* Wasser). Zuletzt sollten etwa 30 g Aktivkohle und 30 g Natriumsulfat als Abführmittel in 500···700 m*l* Wasser gegeben und im Magen belassen werden (auch unabhängig von einer Magenspülung).

Die früher empfohlene Kombination aus Kohle, Magnesiumsulfat und Tannin (Antidotum universale) erwies sich als unzweckmäßig wegen der wechselseitigen Inaktivierung der Bestandteile.

Bei Verätzungen ist Verdünnung die wichtigste Maßnahme, die Abpufferung ist zweitrangig:

— Augen- bzw. Hautspülung mit reichlichem Wasser,
— Trinkenlassen von Wasser, Milch, Hühnereiweißlösung; Eiweiß ist außer bei Säuren und Laugen auch bei Schwermetallverbindungen (z. B. Hg-(II)-chlorid) günstig,
— bei fettlöslichen Giften Hautwaschung mit Seife bzw. Detergentien und Wasser, evtl. Benzin,
— Abpufferung: oral Magnesiumoxid (50 g auf 500 m*l* Wasser), Eiermilch, Aluminiumoxid, Kieselgel; keine Carbonate!

Nach den ersten Maßnahmen der ärztlichen bzw. Laienhilfe richten sich die therapeutischen Bemühungen auf die Inaktivierung des resorbierten Giftes und die Förderung der Elimination. Für eine optimale Therapieplanung ist in diesem Stadium die Kenntnis der Vergiftungsursache (Analysenergebnis!) ausschlaggebend, wogegen die Maßnahmen der ersten Phase (besonders die Elementarhilfe und die Resorptionsverhinderung) von der Art des Giftes weitgehend unabhängig sind.

Die *Antidotbehandlung* kann auf physikalischen Vorgängen, chemischen Reaktionen oder der Beeinflussung biologischer Vorgänge beruhen.

Physikalische Vorgänge liegen z. B. der Gabe fetter Öle bei Phenolvergiftung oder der Anwendung von Aktivkohle zugrunde (Abb. 13). Chemische Reaktionen führen zur Verminderung der Konzentration freier Ionen oder Moleküle durch die

— Überführung in schwerlösliche Verbindungen (z. B. von Ba-

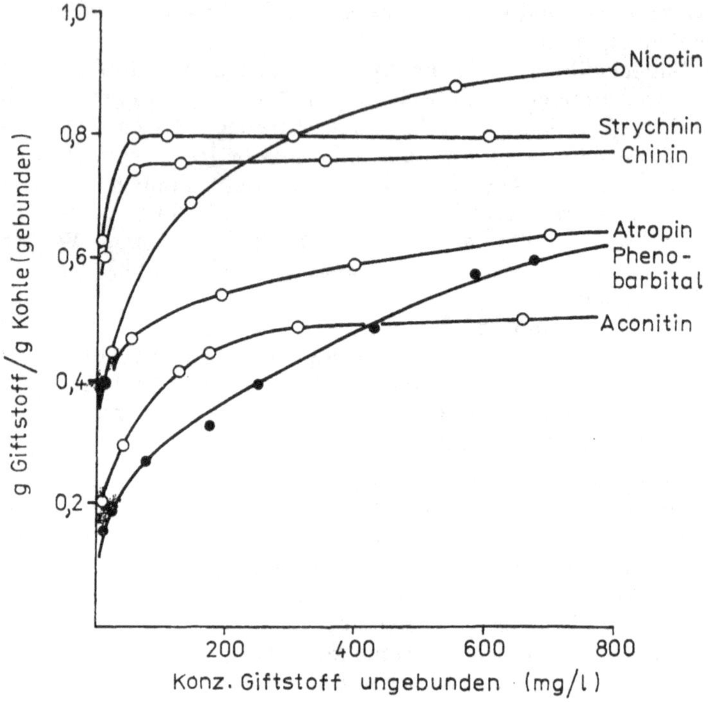

Abb. 13. Adsorption von Giftstoffen an Aktivkohle (in vitro beim pH des Magensaftes = 1,6 ermittelte Adsorptionsisothermen)

rium- oder Bleisalzen in Sulfate; Schwermetallsalzen in Sulfide; Fluoriden oder Oxalaten in Calciumsalze),

— Komplexbildung (z. B. Bleiionen mit EDTA, Cyanidionen mit Cobaltverbindungen), s. Tab. 7.

Auf biologischen Vorgängen beruhen die Umwandlung von Cyaniden in Thiocyanate, die indirekte Cyanidentgiftung durch Methämoglobinbildung (Abb. 14), die Dephosphorylierung der durch Phosphorsäureester gehemmten Cholinesterase mittels des Pharmakons Obidoxim, die Verdrängung des Methanols von der Alkoholdehydrogenase durch Ethanol zur Verhinderung der Entstehung von Formaldehyd und Ameisensäure, die Verdrängung des gerinnungshemmenden Arzneimittels Dicoumarol durch Vitamin K_1.

Tabelle 6
Spezifische Antidote bei Vergiftungen

Vergiftung durch	Behandlung mit
Schwermetalle	Chelatbildner
Blausäure	Methämoglobinbildner (Amylnitrit, Natriumnitrit; 4-Dimethylaminophenol) Cobaltverbindungen zur CN-Bindung (Co-EDTA; Hydroxycobalamin), Natriumthiosulfat
Organophosphate	Oxime als Reaktivatoren (Obidoxim, Toxogonin, PAM) Atropin
Morphin und -derivate	Morphinantagonisten (Nalorphin; Levallorphan; Naloxon)
Methämoglobinbildner	Thionin, Methylenblau
Dicumarol u. Derivate	Vitamin K
Fluorid	Calcium
Schlangen- u. Spinnenbisse	Spezifische Antiseren

Tabelle 7
Stabilitätskonstanten (log K; in vitro ermittelt) einiger Metallchelate mit EDTA, D-Penicillamin und Desferoxamin

Metall	Edetat	D-Penicillamin	Desferoxamin
Mg^{2+}	8,7	—	4
Ca^{2+}	10,6	—	2
Mn^{2+}	13,4	5,6	—
Fe^{2+}	14,2	7,6	—
Co^{2+}	16,1	—	10
Cd^{2+}	16,5	10,9	8
Pb^{2+}	18,2	13,0	—
Cu^{2+}	18,3	16,5	14
Ni^{2+}	18	11,1	11
Zn^{2+}	16	10,0	11
Fe^{3+}	25,0	—	31

Antitoxine greifen in Vergiftungen ein, die auf Immunmechanismen beruhen (z. B. bei Schlangenbissen).

Unmittelbar auf die Wirkung am Rezeptor ist der pharmakologische Antagonismus gerichtet; z. B. von Atropin gegenüber

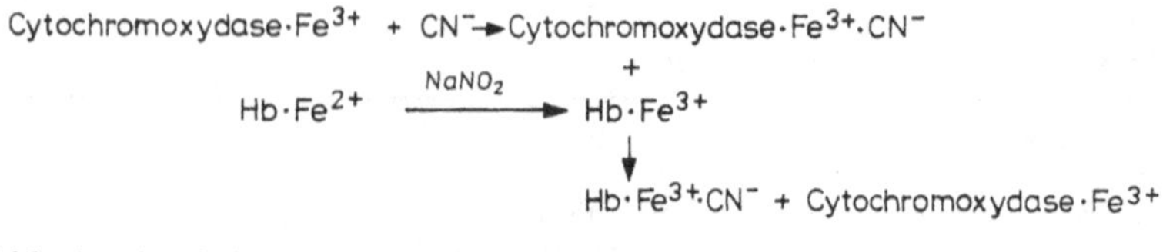

Abb. 14. Reaktivierung durch Cyanidbindung inaktivierter Cytochromoxydase durch nitritinduziertes Hämiglobin (Methämoglobin)

Phosphorsäureestern oder gegenüber Pilocarpin, von Nalorphin gegenüber Morphin, von Kaliumionen gegenüber Cardenoliden (Herzglykosiden wie Digitoxin u. a.). Diese Form der Antidotbehandlung geht in die symptomatische Therapie über, die die pharmakologische oder physikalische Kompensation der toxischen Wirkungen (z. B. Blutdruckveränderungen, Verschiebungen im Wasser- und Elektrolythaushalt, Atem- und Bewußtseinsstörungen etc.) zum Ziel hat.

Als spezifische Antidote werden unter anderem verwendet:

- Natriumthiosulfat (50···100 m*l* 10%ig iv., Grammdosen oral) zur Sulfidbildung mit Arsen, Antimon, Blei, Quecksilber, Thallium, Bismut oder CN^- ($-SCN^-$).
- Natriumnitrit (iv.) zur Methämoglobinbildung, bei Cyanidvergiftung; besser noch N.N-Dimethyl-4-aminophenol (3,2 mg pro kg iv.) und danach Natriumthiosulfat.
- Dithioglycerol (BAL, Dimercaprol), ölige Lösung (2,5 mg/kg wiederholt im.) bei Arsen, Antimon, Gold, Kupfer, Nickel, Quecksilber, die über die SH-Gruppen komplex gebunden werden; nicht bei Blei, Eisen, Selen, Tellur sowie bei Leberschäden und Hypertonie (Bluthochdruck).
- EDTA-Calciumdinatriumsalz zur Bildung von Chelatkomplexen bei Blei, Kupfer, Mangan, Uran u. a. Die zu wiederholende Gabe sollte ebenso wie bei anderen Chelatbildnern (D-Penicillamin, DTPA) unter Kontrolle der tatsächlich erfolgenden Ausscheidung des Chelats im Urin sowie des eventuellen Auftretens pathologischer Urinbestandteile erfolgen.
- D-Penicillamin (D-β.β-Dimethylcystein) für Blei, Gold, Cobalt, Kupfer, Quecksilber, Zink (oral 0,9···1,8 g täglich zusammen mit 40 mg Vitamin B_6).
- DTPA-(Diethylentriamminpentaessigsäure-)Calciumtrinatriumsalz für Blei, Cadmium, Gold, Mangan, Transurane (besonders Plutonium), Zink.

- Methylthionium (= Methylenblau) oder Thionin zur Reduktion von Methämoglobin (Hämiglobin) zu Hämoglobin.
- Nalorphin, Levallorphan und Naloxon zur Behandlung der Atemlähmung bei Morphin, Pethidin, Methadon (Nalorphin und Levallorphan können nach neueren Untersuchungen selbst zur Atemdepression führen) sowie zur Suchtdiagnose (Erzeugung von Abstinenzsymptomen) durch kompetitive Verdrängung an Rezeptoren.
- Cholinesterase-Reaktivatoren wie Pralidoxim, Obidoxim (intravenös) vor allem bei ethylsubstituierten Phosphorsäureestern wie Parathion, Paraoxon, stets zusammen mit Atropin.

Die Förderung der Giftelimination beruht zur Hauptsache auf der Diurese, Dialyse oder Hämoperfusion sowie auf der Austauschtransfusion und ähnlicher Verfahren (Plasmapherese, Plasmaseparation, Hämofiltration) zur aktiven Giftentfernung aus dem Blut; bei Gasen und Dämpfen auch auf der forcierten Beatmung.

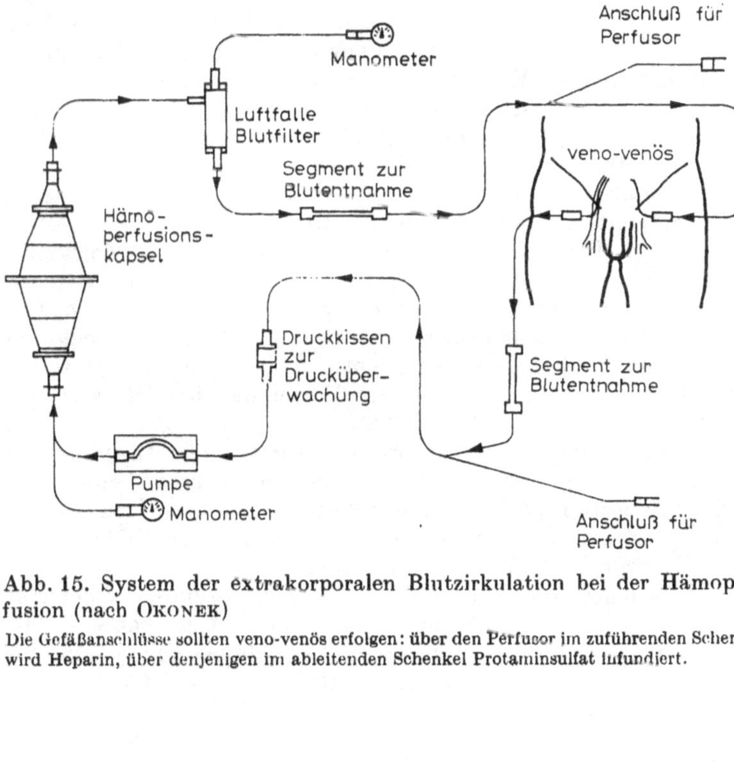

Abb. 15. System der extrakorporalen Blutzirkulation bei der Hämoperfusion (nach Okonek)

Die Gefäßanschlüsse sollten veno-venös erfolgen: über den Perfusor im zuführenden Schenkel wird Heparin, über denjenigen im ableitenden Schenkel Protaminsulfat infundiert.

Die forcierte Diurese (künstlich geförderte Harnausscheidung) wird durch ein großes Flüssigkeitsangebot (10···20 *l*/d) sowie durch osmotisch wirksame Infusionen (Mannitol in 10%iger Lösung i.v., insgesamt 50···100 g/24 h) oder durch Saluretika (Furosemid) eingeleitet, Elektrolytverluste müssen dabei ersetzt werden. Empfohlen wird sie u. a. bei Vergiftungen mit Salicylsäurederivaten , einigen Chemotherapeutica sowie Psychopharmaka und bei mittelschweren Schlafmittelintoxikationen.

Die Dialyse wird entweder als Peritonealdialyse (Dialyse über das Peritoneum (= Bauchfell), in den Bauchraum eingeführte Flüssigkeitsdepots, einfacher, jedoch meist weniger wirksam) oder als extrakorporale Hämodialyse (mittels der „künstlichen Niere“) durchgeführt. Indiziert ist sie bei schweren oder voraussichtlich schweren Vergiftungen mit niedermolekularen Stoffen, die ausreichend durch mikroporige Membranen diffundieren und nicht sehr fest an undialysable Körperbestandteile (z. B. Plasmaproteine) gebunden sind, sowie bei Nierenversagen zur Entfernung der harnpflichtigen Stoffe (Stoffwechselendprodukte; diese chronische Hämodialyse ist gleichzeitig die häufigste Anwendungsform extrakorporaler Eliminationsverfahren; chronisch Nierenkranke können von diesem Verfahren zeitlebens abhängig sein). Als lebensrettend hat sich die Hämodialyse bei Vergiftungen mit Methanol, Schlafmitteln (besonders Glutethimid), Schwermetallsalzen, einigen halogenierten Kohlenwasserstoffen sowie Knollenblätterpilzen (nicht unbestritten) erwiesen.

Die Austauschtransfusionen sind geeignet, im Blut kreisende Gifte oder pathologische Blutbestandteile (z. B. Methämoglobin, hämolysierte Erythrocyten) unabhängig von ihrem Molekulargewicht und ihrer Proteinbindung zu entfernen. Für einen 50%igen Austausch sind beim Erwachsenen etwa 7 *l* Blut erforderlich. Das Verfahren wird bei Kindern, generell bei schweren Methämoglobinämien sowie bei hohen Blutkonzentrationen schlecht dialysabler Gifte eingesetzt; mit zunehmender Verteilung des Giftes in den Geweben verliert es an Effektivität.

Als Leberschutzmaßnahmen werden Glucose oder Lävulose (als verdünnte Lösung zusammen mit Elektrolyten, bei Ödemen auch als konzentrierte Lösung intravenös) gegeben; der Nutzen anderer Medikamente zur Leberschutztherapie (Aminosäuren, Glucocorticoide, Vitamin B_1, C, K) ist umstritten.

Diese wenigen Beispiele können keine vollständige Übersicht über Methoden und Medikamente zur Vergiftungstherapie — insbesondere nicht über die vielfältigen Maßnahmen der symptomatischen Vergiftungstherapie — geben; umfassendere Informationen und eigentliche Therapiehinweise sind den klinisch-toxikologischen Lehr- und Handbüchern vorbehalten (s. Literaturhinweise S. 158ff.).

1.6. Probleme und Trends der Diagnose und Therapie akuter Intoxikationen

Die akuten Intoxikationen stellen trotz ihrer beachtlichen Fallzahlen[1]) fast überall ein Problem der Gesellschaft dar. Verglichen mit den chronischen Intoxikationen und den Spätschäden, die bei größerer gesellschaftlicher Relevanz und Beachtung wegen des oft unklaren Kausalzusammenhanges statistisch schwerer einschätzbar sind, schwankt die Häufigkeit akuter Vergiftungen bei leicht steigender Tendenz vorwiegend graduell; sie nehmen trotz ihrer infolge der zunehmenden Chemisierung aller Lebensbereiche ständig steigenden Wahrscheinlichkeit weder rasant zu, noch kann mit ihrer drastischen Abnahme gerechnet werden.

Offenbar halten sich diese kaum zu leugnende steigende Wahrscheinlichkeit der Inkorporation zunehmend verbreiteter potentieller Gifte einerseits und die vorbeugenden Maßnahmen andererseits (gesetzliche Einschränkung der Erlangbarkeit, Kontrolle des Giftverkehrs, Ersatz mancher toxischer durch harmlosere Stoffe) etwa die Waage.

Ebenso wie die Häufigkeit und die gesellschaftliche Relevanz der akuten Intoxikationen haben sich die Möglichkeiten ihrer Behandlung — hier mit Einschluß der Analytik und der Diagnose verstanden — in den letzten Jahren nicht durchschlagend verändert, obwohl sowohl neue therapeutische als auch analytische Verfahrensprinzipien entwickelt wurden.

Die Letalität der stationär behandelten Vergiftungen liegt bereits bei wenigen Prozenten. Angestrebte Verbesserungen der Diagnose und Therapie betreffen jedoch nicht nur die Verhinderung des tödlichen Ausganges in diesen wenigen Fällen, sondern auch die Vermeidung bleibender Schäden und die Optimierung der Therapieführung (Risikoverminderung, Beschleunigung, Aufwandssenkung).

Letale Vergiftungen enden häufig unmittelbar tödlich, wenn die Vergifteten zu spät aufgefunden werden und daher gar keine

---

[1]) Größenordnungsweise ist mit jährlich 1 stationär zu behandelndem akuten Vergiftungsfall je 1000 Einwohner zu rechnen.

Therapie mehr möglich ist; ein Teil der Vergiftungsmortalität ist daher diagnostisch und therapeutisch gar nicht zu beeinflussen.

Für die Organisation des Netzes von Behandlungs- bzw. Diagnose-Einrichtungen (einschließlich der Analytik) werden neben dem relativ geringen Anteil der Vergiftungen an der Gesamtmorbidität und -mortalität (der Erkrankungs- und Sterbe-Häufigkeit) die Absolutzahl und die territoriale Verteilung zu kritischen Größen. Zwischen der hinsichtlich des Aufwandes und der Effektivität rationelleren Zentralisierung und der in Hinsicht auf die Zugriffszeit günstigeren Dezentralisierung muß stets ein Kompromiß eingegangen werden. Lediglich der toxikologische Auskunftsdienst[1]) kann ohne Nachteile zentralisiert werden, sofern für eine einwandfreie Informationsübermittlung von jedem Ort aus gesorgt ist. Bezüglich der Vergiftungsdiagnose wird inzwischen die Auffassung weithin geteilt, daß auch bei akuten Intoxikationen die Therapie nicht auf die vital indizierten (unmittelbar lebensrettenden) Maßnahmen reduziert werden kann. Eine optimale Therapie setzt die gesicherte Diagnose voraus, die darüber hinaus auch für ggf. nachträglich aufkommende rechtliche Konsequenzen von Wert ist.

Trotz im Einzelnen unterschiedlicher Auffassungen besteht inzwischen auch weitgehend die Einigkeit darüber, daß eine exakte

---

[1]) Toxikologische Auskunfts-(Informations-, Beratungs-)dienste sind Einrichtungen unterschiedlicher Unterstellung und Organisationsform, die auf der Basis möglichst vollständiger und laufend aktualisierter Informationsspeicher für unterschiedlich große Einzugsgebiete in Vergiftungsfällen auf meist telefonische Anfragen von Ärzten und teilweise auch Laien Auskünfte über die Zusammensetzung bzw. toxische Bestandteile von Handelsprodukten, Pflanzenmaterial etc. sowie Hinweise für die Diagnose und Therapie geben.

Im Idealfall besteht auf gesetzlicher Grundlage seitens der Hersteller Auskunftspflicht gegenüber diesen Diensten, die natürlich hinsichtlich der so erhaltenen Informationen, abgesehen von der Beratung in Notfällen, der Schweigepflicht unterliegen. Die notwendige laufende Aktualisierung betrifft außer der Zusammensetzung neuer oder geänderter toxischer Produkte auch Rückinformationen über Fallverläufe akuter Vergiftungsfälle, Arzneimittelnebenwirkungen etc.

Die optimale Wirksamkeit solcher toxikologischer Auskunftsdienste erfordert außer der adäquaten Datenspeicherung (kürzeste Zugriffszeit) und deren Handhabung durch spezialisiertes, erfahrenes Fachpersonal sowie die problemlose (telefonische) Erreichbarkeit im Dauerdienst vom gesamten Verbreitungsgebiet aus.

Diagnose akuter Intoxikationen — sowohl was ihre Unterscheidung von anderen Krankheitsbildern als auch den Schluß auf einzelne Gifte anbelangt — allein auf Grund klinischer Symptome in der Regel nicht möglich ist. Das liegt offenbar vorwiegend an der objektiven Unschärfe des Symptomenmosaiks (s. dazu Abschn. 1.3., S. 50f.), schon weniger an der mangelnden Erhebbarkeit und sicher zuletzt an der Zuordnung zwischengespeicherten und im praktischen Fall beobachteten Daten, die durch geeignete Systematisierung bis zur Nutzung von Computern erreicht werden kann.

Die in der Literatur so zahlreich beschriebenen Vergiftungsbilder stellen häufig eine scheinbare Informationsflut dar, die bei gründlicher Prüfung eher als Redundanzflut bezeichnet werden muß (ebenso wie auf S. 63 für toxikologisch-analytische Literaturinformationen erwähnt).

Etliches in der toxikologischen Literatur — und das gilt nicht nur für die Vergiftungsbilder — ist von recht fraglichem Wert, und eine kritische Sichtung insbesondere mancher als unumstößlich angesehener Erkenntnisse gehört ebenso zur Hebung des toxikologischen Wissensstandes wie die praktischen Beobachtungen oder die experimentellen Untersuchungen. Gegenwärtig ist man noch weit entfernt von allgemeingültigen objektiven Kriterien für die Stichhaltigkeit publizierter Beobachtungen; auf lange Sicht müssen jedoch dahingehende Konventionen angestrebt werden.

Vorerst scheitern Systeme zur Vergiftungsdiagnose auf Grund klinischer Symptome, seien es Leitsymptomtabellen, algorithmische Schemata oder letztlich auch Computerprogramme, an der Unsicherheit der gespeicherten Erfahrungen (s. dazu auch Abb. 12, S. 52).

Wären einige Symptomkategorien reine ja/nein-Alternativen, müßten sie sogar ohne Computer zu algorithmischen Diagnoseschemata systematisiert werden können; das ist aber in der Praxis nicht der Fall. Eine exakte Vergiftungsdiagnose setzt daher im allgemeinen eine toxikologisch-chemische Analyse voraus.

Triftige Hinweise ergeben sich am besten aus der Anamnese. Je sorgfältiger diese erhoben wird, um so öfter bestätigt die Analyse die vorliegende Vermutung. In einem großen Teil der Fälle besteht jedoch nur ein vager Verdacht, der durch eine ungerichtete oder allgemeine Analyse (eine „general unknown"-Untersuchung) konkretisiert oder ausgeschlossen werden muß (s. S. 56, 63).

Von anderen toxikologisch-analytischen Aufgabenstellungen abgesehen, gibt es für die Analytik zum Nachweis akuter Intoxikationen mehrere grundverschiedene strategische Konzepte, die sich aus der unterschiedlichen Wertung der spezifischen Probleme ergeben.

Diese Verschiedenheit der Konzepte betrifft sowohl die Organisation des Laboratoriumswesens als auch die Strategie der Analyse selbst und die auf ihre Effektivitätssteigerung gerichtete Forschung.

Vielfach beschränkt sich die toxikologische Analyse auf das Ziel, bestimmte Gifte nachzuweisen oder auszuschließen. Dieser Weg ist im Prinzip unproblematisch. Bestimmte Gifte lassen sich mit erheblichem oder minderem Aufwand immer analytisch erfassen. Es lassen sich gezielte Methoden ausarbeiten, die bis ins Detail vorgeschrieben, bei der Anwendung keine individuellen Entscheidungen oder Auswertungen erfordern.

Diese Beschränkung auf den Nachweis oder Ausschluß vermuteter Gifte wird weithin als ausreichend betrachtet, obwohl sie wahrscheinlich eine gewisse Zahl von Vergiftungen mit selteneren bzw. nicht primär vermuteten Giften latent bleiben läßt.

Oftmals sind derartige spezielle analytische Methoden automatisierbar, sofern hohe Probenzahlen den dafür erforderlichen apparativen Aufwand rechtfertigen (z. B. bei der Blutalkoholbestimmung). Der Arbeitsaufwand pro Probeneinheit vermindert sich dadurch drastisch[1]).

Die Kombination mehrerere solcher Verfahren — z. B. relativ substanz- oder gruppenspezifischer und hochempfindlicher Immunoassays — erlaubt bei proportional steigendem Aufwand schließlich auch die Prüfung auf ein ganzes Spektrum verschiedener Gifte. Solche Serien-„Screening"-Methoden bestimmen z. B. das Profil mehrerer toxikologischer Laboratorien in den USA, insbesondere im Hinblick auf den hohen Anfall von Kontrolluntersuchungen zum Suchtmittel- und Arzneimittel-Mißbrauch. Bei niedrigem Probenanfall an einem Ort ist der dafür notwendige Aufwand nur bei kompromißloser Zentralisierung und Inkaufnahme der entsprechenden Nachteile tragbar.

Ein anderes Konzept tendiert dahin, durch eine adäquate Systematisierung des analytischen Vorgehens Vergiftungen auch bei Fehlen eines gerichteten Verdachtes nachweisen zu können.

---

[1]) Für derartige Serienuntersuchungen ist am ehesten der Terminus „Screening" angebracht, der die Prüfung einer großen Probenzahl auf einunddenselben Parameter bezeichnet und oft unzutreffend auf die ungerichtete, „orientierende" Prüfung *einer* Probe auf Gifte *überhaupt* angewandt wird.

Diesem Ziel kann man sich prinzipiell nur asymptotisch nähern, wozu sehr aufwendige Grundlagenuntersuchungen notwendig sind (s. Abschn. 1.4.1., S. 61ff.); die durch eine sich ständig vergrößernde Zahl potentieller Gifte und die zunehmenden Kombinationsvergiftungen erschwert werden.

In der Praxis ist der Untersuchungsanfall dezentralisierter toxikologisch-analytischer Laboratorien unterschiedlicher organisatorischer Zuordnung hinsichtlich des Nachweises akuter Intoxikationen häufig für eine Automatisierung zu niedrig, dagegen für die individuelle Bearbeitung bei der verfügbaren Kapazität zu hoch.

Hinsichtlich der Dichte des Netzes solcher Laboratorien ist eine strenge Zentralisierung (vor allem wegen der langen Probenübermittlungszeit und der Erschwerung des unmittelbaren Kontaktes) von Nachteil. Aber aus Aufwandsgründen kann auch kaum jedes gelegentlich Vergiftungen behandelnde Krankenhaus mit einem spezialisierten toxikologischen Laboratorium ausgerüstet werden. (Abgesehen von dem Grundsatz, daß eine optimale Vergiftungsbehandlung die Einweisung des Vergifteten in das optimal geeignete, d. h. in ein spezialisiertes und nicht in das nächstgelegene Krankenhaus erfordert.)

Außerdem ist es unrationell, an einem Ort getrennte Laboratorien für den Vergiftungsnachweis an Lebenden und in Sektionsfällen zu errichten. Die Ausrüstung und Methodik sind für beide Aufgaben prinzipiell gleich; eine scharfe Trennung in eine forensische und klinische toxikologisch-analytische Aufgabenstellung ist nicht gerechtfertigt. Durch die Trennung würden die Probenzahl (und damit auch die Akkumulation von Erfahrung) gesenkt, und der für klinische Fragen dringend wünschenswerte Dauerdienst würde infolge des bei Aufsplitterung geringeren Personalbesatzes noch schwerer realisierbar bzw. noch weniger rationell sein.

Zur Diagnosesicherung in peripheren Intensivtherapieeinheiten oder auch in Allgemeinkrankenhäusern mit gelegentlicher Vergiftungsbehandlung bieten sich die Alternativen

- rasche Probenübermittlung an das nächstgelegene Speziallaboratorium mit einem Kurier oder
- die Anwendung von Vorproben-Nachweisverfahren (mit eingeschränktem Aussagewert) am Ort

an.

Die Entscheidung für eine dieser Strategien setzt außer der Berücksichtigung ökonomischer Erwägungen eine Abstimmung zwischen den Klinikern und den Analytikern voraus.

1.7. Gegenstand und Aufgaben der forensischen Toxikologie

Die forensische Toxikologie (*F.T.*) wird definiert als die Lehre von den Giften und Giftwirkungen (Vergiftungen im weitesten Sinne) in Beziehung zur Rechtsprechung (Straf-, Zivil-, Versicherungsrecht, insbesondere auch Straßenverkehrszulassungsordnung).

Gegenstand der F.T. sind demnach einerseits die fraglich Vergifteten (Lebende oder Verstorbene), andererseits alle Gifte bzw. potentiell toxischen Stoffe (wenn auch unter diesen die akut toxischen und davon wiederum einige wenige statistisch dominierende Giftgruppen im Vordergrund des Interesses stehen).

Aufgaben der forensischen Toxikologie sind

— der Nachweis (Isolierung, Auffindung, Identifikation, Konzentrationsbestimmung) von Giften und deren Biotransformationsprodukten (überwiegend im menschlichen Organismus) einschließlich der Interpretation der Ergebnisse unter Hinzuziehung weiterer Befunde (Anamnese, klinische Symptomatik, Sektionsbefund),

— die auf den Giftnachweis und seine Interpretation gerichtete experimentelle Forschung:
Ermittlung analytischer Stoffparameter; Entwicklung, Eignungsprüfung, Bewertung analytischer Methoden; Erarbeitung von Vergleichssammlungen (Stoffdaten, Stoffe, Materialien, Fallschilderungen) für die Deutung der Ermittlungs- und Untersuchungsergebnisse in speziellen Fällen; Erarbeitung theoretisch oder empirisch fundierter Beurteilungskriterien.

Da der Giftnachweis nahezu ausschließlich mit Methoden der chemischen Analytik erfolgt, ist die F.T. zum großen Teil Toxikologische Chemie und wird vorwiegend von Chemikern betrieben.[1]) Da die Beurteilung der toxikologisch-chemischen Analysenergebnisse fundierte toxikologische Kenntnisse und biologisches Wissen erfordert, setzt eine erfolgreiche Tätigkeit in der Forensischen Toxikologie nach dem Chemiestudium (in dem bisher keine toxikolo-

---

[1]) Unter „chemischer Toxikologie" versteht man im Unterschied dazu ein Arbeitsgebiet, das die chemischen Aspekte der Giftwirkung betont, — etwa Reaktivität und Wirkungsmechanismus; Abbau und Entgiftung sowie deren Strukturabhängigkeit; Verhalten in der Umwelt. Scharf zu trennen sind die Begriffe Toxikologische Chemie und Chemische Toxikologie jedoch nicht.

gischen Lehrveranstaltungen vorgesehen sind) den Erwerb zusätzlicher Kenntnisse in der Toxikologie und deren Nachbargebieten voraus.

Organisatorisch ist die F.T. meist mit der Gerichtsmedizin (Forensischen Medizin, Rechtsmedizin) verbunden, von der sie einen Großteil ihrer Aufgabenstellung erhält und mit der zusammen sie sich auch historisch entwickelt hat.

Unter Forensischer Chemie wird ein der Methodik nach chemisches Arbeitsgebiet innerhalb der Forensischen Medizin bzw. der naturwissenschaftlichen Kriminalistik ausschließlich der toxikologischen Interpretation verstanden; sie umfaßt die chemische Spurenkunde bzw. chemische Kriminalistik auch in bezug auf nichttoxische Stoffe und Materialien (z. B. die chemische Untersuchung von Schußspuren, Schriften, Lacken und Farben, Glas, Metallen, Plasten, Textilien, Staub, Bodenproben etc.). Die Heterogenität des Gebietes der potentiell toxischen Stoffe und des Untersuchungsmaterials sowie die dadurch bedingte methodische Vielfalt haben zur Folge, daß die F.T. (und auch die Forensische Chemie) gleichzeitig den Charakter eines Spezial- und Grenzgebietes wie auch den einer Querschnittsdisziplin aufweist, die sich mit mehreren Nachbargebieten überschneidet bzw. berührt (Medizinische Toxikologie, klinische, Arbeits-, Öko-, Lebensmittel-, Arzneimittel-, Pestizid-, Veterinär-Toxikologie, Pharmakologie, Pharmazie, Biochemie, Klinische Chemie und Laboratoriumsdiagnostik, Gerichtliche Medizin, Pathologie, Histochemie, Biochemie, Pathobiochemie, Genetik, Innere Medizin, Anästhesiologie, Nephrologie, Psychiatrie, Rechtswissenschaft, Kriminalistik, aber auch organische Chemie sowie technische Chemie, physikalische und anorganische Chemie sowie insbesondere chemische Analytik).

Entwickelt hat sich die Forensische Toxikologie im Rahmen der forensischen Medizin. Sie wurde anfangs auch meistens von Gerichtsärzten betrieben, die zunächst nur gelegentlich Chemiker oder Pharmazeuten für spezielle Fragestellungen hinzuzogen.

Wegen der vielfach vergleichsweise hohen Relevanz forensisch-toxikologischer Untersuchungsergebnisse müssen nicht nur Materialentnahme und Asservierung und die Untersuchungen (von der Materialübernahme, Registrierung, Aufbewahrung, Analytik bis zur Ergebnisdokumentation und zum Befundbericht bzw. Gutachten) mit größter Sorgfalt ausgeführt werden: Von einer einzigen Aussage (An- oder Abwesenheit eines bestimmten Giftes, Über- oder Unterschreitung eines Konzentrationswertes) können bei Patienten mit Vergiftungsverdacht über die daraus abgeleitete

Indikation zu therapeutischen Maßnahmen das Leben, bei Blutalkoholprobanden oder Giftmordverdächtigen das soziale Schicksal unmittelbar abhängen.

Es ist daher traditionelle „good laboratory practice", forensisch-toxikologische Analysenergebnisse durch die Anwendung mindestens zweier voneinander unabhängiger Verfahren abzusichern, die übereinstimmende Resultate liefern müssen.

Für die Blutalkoholanalytik (Ethanol-Konzentrationsbestimmung an Blutproben von Unfallbeteiligten, Verkehrskontrollen, Straftatverdächtigen) sind die Anwendung von zwei unabhängigen leistungsfähigen Analysenverfahren und rigorose Qualitätskontrollen mit engen Toleranzen in der DDR und den meisten anderen Ländern vorgeschrieben.

Die Atemalkoholprüfung am Ort kann diese Sicherheit aus biologischen (unsichere Relation Alveolarluft/Ausatmungsluft) wie technisch-methodischen Gründen (Ansprech- und Ablesbarkeit) nicht erbringen und daher die forensische Blutalkoholbestimmung im Laboratorium (die in der DDR nur in besonders benannten forensisch-toxikologischen Laboratorien ausgeführt werden darf) nicht ersetzen.

Routinemäßig gehören zur forensischen Blutalkoholbestimmung

— die Rückrechnung von der Einnahmezeit- auf die Vorfallzeitkonzentration auf Grund der (im praktisch relevanten Konzentrationsbereich nahezu konstanten) biologischen Abbaurate von im Mittel 0,15 mg Ethanol/g Blut · h,
— die Beurteilung der Wirkung der Ethanolkonzentration zum Vorfallzeitpunkt (meist den Grad der Beeinträchtigung der Fahrtüchtigkeit betreffend).

Die Bedeutung der toxikologisch-chemischen Analysenergebnisse für den vorliegenden Fall ist im *Befundbericht* bzw. im forensisch-toxikologischen *Gutachten* (schriftlich oder in der mündlichen Stellungnahme als Sachverständiger vor Gericht) ausführlich darzustellen und in den Sachzusammenhang mit weiteren Erkenntnissen (Ermittlungsergebnissen, Anamnese, klinische Symptomatik, Sektionsbefund, evtl. Ergebnissen anderer Laboratorien etc.) zu bringen.

Die Erläuterung muß in der Regel eher ausführlicher erfolgen als bei anderen Untersuchungsergebnissen, und wenn sie an Juristen gerichtet ist toxikologische, analytische oder medizinische Termini zu vermeiden suchen.

2. Spezielle Toxikologie

2.1. Anorganische Gifte (Auswahl)

Vorbemerkungen:

An ausgewählten Elementen und anorganischen Verbindungen wird nachstehend dargestellt, was für den Naturwissenschaftler und Techniker im Sinne des im Vorwort und im Einführungskapitel Gesagten von toxikologischem Interesse ist. Es ist die Absicht, mit diesen knappen Ausführungen dem Leser genügend Anregungen zu vermitteln, so daß er selbst in der toxikologischen Fachliteratur sein Wissen vertiefen kann. Der Leser wird bei diesen vertieften Studien der Literatur feststellen, daß eine systematische wissenschaftliche Bearbeitung zahlreicher Elemente und ihrer anorganischen Verbindungen in der Toxikologie bis heute fehlt und noch Pionierarbeit geleistet werden muß; die praktischen Konsequenzen sind dabei unter volkswirtschaftlichen Gesichtspunkten sehr weitreichend. Hierfür nur ein willkürlich herausgegriffenes Beispiel: Während die toxikologische Literatur über das Arsen und seine Verbindungen — allen voran das berühmt-berüchtigte Arsentrioxid — mehrere tausend Publikationen ausweist, sind technisch-technologisch derzeit für die Mikroelektronik so überaus wichtige Elemente und Verbindungen wie die des Selens, Tellurs oder des Germaniums in kaum einem der Lehrbücher der Toxikologie berücksichtigt bzw. die wissenschaftlichen Originalmitteilungen zur Toxikologie dieser Elemente und Verbindungen (deren Toxizität teilweise weit über denen der Arsenverbindungen liegt!) bislang auf 20 bis 30 begrenzt geblieben.

Bei den anorganischen Giften kommt noch ein weiterer Fakt hinzu, der sie heute toxikologisch gegenüber ihrer Bewertung (und damit Bearbeitung) vor 20 oder 30 Jahren in ein ganz neues Licht rückt; es ist dies die umwelttoxikologische Situation. Sie führt in unseren Tagen dazu, daß auf Grund von inzwischen buchstäblich sichtbar und riechbar gewordenen Umweltbelastungen der „Mann auf der Straße" sich unmittelbar in seiner Gesundheit und seinem Wohlbefinden beeinträchtigt fühlt. Die ständig steigende Luftverschmutzung durch Schwefeloxide, Stickstoffoxide, blei- und quecksilberhaltige Stäube, die Wasservergiftung mit Cadmiumsalzen oder die Bodenbelastung durch zink- und thalliumhaltige Flugaschen aus den Hüttenwerken hat aus vormals akademischne

Erörterungen inzwischen Regierungsprogramme und Zeitungsschlagzeilen gemacht.

Der informierte Bürger weiß (wenn auch nicht so detailliert) heute so gut wie der Wissenschaftler, daß es außer den bekannten organischen Giften für den Pflanzenschutz und die Schädlingsbekämpfung in zunehmendem Maße die anorganischen Umweltgifte sind, die den Fortbestand unserer Wälder bedrohen und jegliches Leben in den Flüssen und Seen ausrotten werden, wenn keine neuen Technologien und neue wirtschaftliche Strategien dem entgegenwirken!

Die anorganische Chemie erlebt derzeit eine große Renaissance. Sie wird nur dann ein Erfolg sein können, wenn in ihren Forschungs- und Entwicklungsprogrammen neben präparativen und analytischen Aufgaben auch die Toxikologie der Elemente und anorganischen Verbindungen einen angemessenen Umfang zugewiesen bekommt.

2.1.1. Halogene

Diese für vielfältige Verwendungen bedeutsamen Elemente sowie zahlreiche ihrer Verbindungen sind durch gravierende toxikologische Unterschiede gekennzeichnet, so daß eine generalisierende Beschreibung bzw. substanzspezifische Charakteristik aus der Sicht der Toxikologie nicht möglich ist.

Fluor

Innerhalb der Gruppe der Halogene ist die chemische wie die toxikologische Sonderstellung des Fluors am ausgeprägtesten. So steht beispielsweise der guten Wasserlöslichkeit des Silberfluorids die Schwerlöslichkeit des Silberchlorids, -bromids und -iodids gegenüber; hingegen ist Calciumfluorid schwerlöslich, während die analogen Verbindungen Calciumchlorid, -bromid und -iodid relativ gut löslich sind. Dies hat natürlich toxikologische Konsequenzen.

In der Praxis kommt vorrangig der Fluorwasserstoffsäure (Flußsäure) und einigen ihrer Salze toxikologische Bedeutung zu.

Das gasförmige Element *Fluor* ist zwar in der Handhabung extrem gefährlich hinsichtlich seiner Aggressivität und Toxizität, jedoch ist eine Nutzung im Laboratorium und in der Industrie auf einen äußerst begrenzten und dafür speziell ausgebildeten Personenkreis begrenzt, so daß nur in ausgesprochenen Havariesituationen Schädigungen vorkommen können.

Der *Fluorwasserstoff* (Flußsäure) ist gasförmig ebenso wie in seiner wäßrigen Lösung ein sehr starkes Reizgift, dessen Inhalation zu schweren Schädigungen des Respirationstraktes führt. Aber auch die Wirkung des Fluorwasserstoffs auf die Haut ist durch dramatische Verlaufsformen gekennzeichnet. In nahezu allen Fällen ist die Vergiftungsursache im unsachgemäßen Umgang begründet. Als ,,Glasätztinte" sowie als Rostentferner kommen wäßrige Lösungen der Flußsäure wie auch zahlreiche Fluoride in den Handel und damit zu einer vergleichsweise häufigen Verbreitung auch in Arbeitsbereichen, die oftmals die Gefahren im Umgang mit Giften nicht so vordergründig kennen. Dazu kommt dann noch die ,,Tücke" des Vergiftungsverlaufes durch Fluorwasserstoff und durch Fluoride; die Verätzungen sind zunächst auf den betroffenen Hautpartien nicht zu erkennen, obwohl sie bereits in der Initialphase sehr starke Schmerzen auslösen können (was den toxikologisch nicht geübten Arzt oftmals in die Irre führt, indem er eine Schmerzbehandlung einleitet, die dann erfolglos ist). Durch Mangel an der eigentlichen Ursachenbekämpfung kommt es zu schwersten irreparablen Schädigungen der Haut (tiefe Nekrosen und Verstümmelungen).

Der Wirkungsmechanismus beruht einerseits auf der starken Calciumbindung des Fluorids und andererseits auf einer Hemmung der Glukose-6-phosphatase; weitere Mechanismen werden diskutiert, sie sind jedoch noch nicht so eindeutig belegbar, daß sie als gesichertes ,,Lehrbuch-Wissen" gelten können.

Die Aufnahme und damit das Zustandekommen der Giftwirkung hängt im Falle des Flußwasserstoffs sowie der Fluoride nicht unwesentlich von biophysikochemischen Faktoren ab, da z. B. die geringe Dissoziation der Flußsäure zu einer hohen Lipoidlöslichkeit führt, gleichbedeutend mit einem starken Penetrationsvermögen in das Gewebe. Charakteristisch ist es, daß bei schweren akuten Vergiftungen die Fluoridwerte im Blut nicht sehr stark erhöht sein müssen (z. B. 0,4 mg/100 *ml*), während in den inneren Organen hohe Werte zwischen 2 und 25···30 (!) mg/100 g Frischgewebe (Normalwert 0,1 mg/100 g) vorliegen. Die Ausscheidung erfolgt mit erheblicher zeitlicher Verzögerung hauptsächlich durch den Urin (normal unter 1 mg/d).

Hinsichtlich der Symptomatik ist die akute Vergiftung, wie bereits erwähnt, durch sehr starke Schmerzen gekennzeichnet, während im Falle der chronischen Wirkung, die vor allem bei

Arbeitern in der Fluorid-, insbesondere der Kryolith-Verarbeitung beobachtet werden kann, nach Jahren bis Jahrzehnten eine vornehmlich die Becken-, Wirbelsäule- und Rippenknochenbereiche befallende Osteoporose auftritt. Inwieweit vereinzelt beobachtete neurologische Veränderungen nach Fluorintoxikationen als typisch gelten können, ist umstritten.

Das Problem der Fluorose, der Osteoporose und der Osteomalazie ist in den letzten Jahrzehnten immer stärker zu einer umwelttoxikologischen Aufgabe, vor allem in der Nähe von Aluminiumfabriken und fluorverarbeitenden Betrieben geworden (so z. B. in Dohna bei Dresden). Aufmerksam wurde man auf diese Situation zunächst durch die Schädigung des Weideviehs in solchen Regionen.

Demgegenüber sind die meist emotional überzogenen Kritiken an der Fluoridierung des Trinkwassers und der Fluoridzusätze bei Zahnpasten zur Kariesprophylaxe aus toxikologischer Sicht als unberechtigt anzusehen. Unter anderem muß auch berücksichtigt werden, daß z. B. der Schwarze Tee mit seinem hohen Fluoridgehalt (bis zu 200 mg Fluorid/kg!) eine beachtenswerte Quelle der Fluoridzufuhr darstellt.

Für die *Fluoride* (hauptsächlich als Natrium- und Kaliumfluorid, ferner als Kryolith und als meist 30%ige wäßrige Kieselfluorwasserstoffsäure $H_2[SiF_6]$ oder deren Natriumsalz) ist zu beachten, daß die toxischen Dosen für den Menschen in der Literatur eine erhebliche Schwankungsbreite aufweisen; allgemein gelten 1···2 Gramm Kieselfluorwasserstoffsäure und 5···15 Gramm Natriumfluorid bereits als tödlich. Sind derartige Mengen vom Menschen aufgenommen worden, kommt es zu schweren Übelkeitserscheinungen mit Speichelfluß, blutigem Erbrechen und ebensolchen Durchfällen sowie unstillbarem Durst, Krämpfen, Sehstörungen, Herz- und Atemlähmung. Die Vergiftung verläuft meist innerhalb von 1 bis 2 Stunden tödlich. Hinsichtlich der chronischen Vergiftung trifft das für Fluorwasserstoff Gesagte zu.

Für die Therapie der Flußsäureverätzung wie der Fluoridaufnahme gilt, daß sie des sachkundigen Arztes bedarf und der Laie in keinem Fall eine Fluorvergiftung — gleich welcher Art! — bagatellisieren oder gar durch untaugliche „Hilfsmaßnahmen“, wie Bäder, Salben, Umschläge oder Inanspruchnahme toxikologisch unkundiger Ärzte, zusätzlich in ihrer Prognose verschlechtern sollte! Dort wo keine unmittelbare medizinische Soforthilfe vorhanden ist, muß über den Toxikologischen Notdienst die erforderliche Arzt-Information beschafft und die „Schnelle Medizinische Hilfe“ angefordert werden!

Die *organischen Fluorverbindungen* erfordern eine gesonderte Darstellung; sie wird im Abschn. 2.2.5. (S. 127) gegeben.

Chlor

Das noch in einer Verdünnung von 1:100000 charakteristisch stechend riechende gasförmige *Chlor* zählt zu den sogenannten Grundchemikalien, d. h. den Basisprodukten für die gesamte chemische Industrie. Sein Transport erfolgt in Stahlflaschen oder in eisernen Fässern, bzw. in Spezialfahrzeugen per Bahn oder Schiff. Das Verwendungsspektrum reicht von der Synthesechemie bis zur Desinfektionspraxis (z. B. die Chlorung von Wässern in Frei- und Hallenbädern sowie von Brauch- und Trinkwasser).

Die Vergiftungsursache ist überwiegend auf das Undichtwerden von Transportbehältern oder auf das Freisetzen von Chlorgas bei bestimmten chemischen Reaktionen zurückzuführen, z. B. wenn chemische Laien Experimente im ,,Heimlabor" ohne genügende Kenntnisse ausführen oder wenn durch unsachgemäße Lagerung chlorfreisetzender Chemikalien Unglücksfälle auftreten, was gelegentlich noch in agrochemischen Zentren oder in Vorratslagern für Chlorkalk bzw. Chloraminpräparate geschehen kann.

Der Wirkungsmechanismus des molekularen Chlors ist durch Säurebildung und die stark oxidierende Wirkung (Hypochlorit-Bildung!) gekennzeichnet. Da die Aufnahme vorwiegend inhalativ erfolgt, steht die außerordentliche Reizwirkung auf die Schleimhäute des Atemtraktes (aber auch der Augen!) im Vordergrund der Symptomatik. Nach anfänglichem Brennen der Schleimhäute im Nasen-Rachenraum und der Augen tritt bald ein quälender Hustenreiz mit starken Schmerzen unter dem Brustbein auf. Luftkonzentrationen von 2···3 mg/m³ werden bereits als deutliche Belästigung empfunden, 50···60 mg/m³ über eine Einwirkungszeit von $>$30 min sind schon für eine akute Vergiftung ausreichend, 150 mg/m³ führen nach 30···40 min Einatmen zum Tode; bei 1000 mg/m³ tritt der Tod bereits nach etwa 10 min und bei 2000 mg/m³ innerhalb von 2···5 min ein! Derartige Chlorkonzentrationen sind bei Havarien mit ausströmendem Chlorgas (Tankwagen! Chlorflaschen!) zu erwarten, sie wurden im I. Weltkrieg beim Einsatz des Chlors als Kampfstoff erreicht.

Der ,,Chlortod" ist grausam; starke Atemnot, Bluthusten, Erstickungsanfälle kennzeichnen ihn. Aber auch im Falle des sich verzögernden Todes (dem Lungenentzündung, gelegentlich auch Lungenödem, deutliche Leukozytose und allgemeiner physischer und psychischer Verfall vorangehen) erweist sich das Chlorgas als ein gefürchtetes Gift. Ob es eine chronische Chlorvergiftung gibt, ist umstritten. Auf Grund der Befundauswertungen an Chlorgasgeschädigten des I. Weltkrieges treten nach akuter Chlorgaseinwirkung wahrscheinlich Spätfolgen (chronische Bronchitis, Lungenemphysen sowie psychische und neurologische Störungen) nur selten auf.

Die Therapie der Chlorgasvergiftung entspricht weitgehend der bei Phosgeneinwirkung angewandten (s. dort). Die Laienhilfe kann zunächst nur darin bestehen, den Vergifteten (unter Beachtung des Selbstschutzes, d. h. mit Gasmaske!) zu bergen, ihn liegend (!) zu transportieren, eine Unterkühlung zu vermeiden und die schnellstmögliche fachärztliche Hilfe zu organisieren.

Häufiger als Vergiftungen durch Chlor kommen solche durch *Chlorwasserstoffsäure* (Salzsäure) vor, wobei als Vergiftungsursache das versehentliche Trinken von Salzsäure (infolge fälschlicher Aufbewahrung z. B. in Bier-, Limonaden- oder Milchflaschen!) trotz aller Aufklärungsreaktionen im Arbeitsbereich immer wieder vorkommt. Aber auch Mordanschläge und Selbstmorde werden mit konzentrierter Salzsäure auch in unseren Tagen gelegentlich noch ausgeführt.

Der Wirkungsmechanismus ist der einer massiven Säureschädigung. Die Schädigung betrifft die oberen Atemwege (und im Falle des Trinkens von Salzsäure die Zerstörung der Schleimhaut der Speiseröhre und des Magens); Salzsäuredämpfe reizen die Augen und führen zu Bindehaut- und Hornhautdefekten. Auf der Haut führt konzentrierte Salzsäure zu Entzüdungen und — bei längerer Einwirkungszeit — zu Nekrosen mit schlechter Heilungstendenz.

Die Therapie ist analog wie für Verätzungen (s. S. 70, 105) allgemein üblich. Die Laienhilfe ist die gleiche wie im Falle des Chlors (s. oben). Wurde Salzsäure verschluckt, ist das Trinken von Milch angezeigt (jedoch nur, wenn der Betroffene bei Bewußtsein ist!).

Vergiftungen durch *Natriumchlorid* zählen zu den toxikologischen Seltenheiten, obwohl sie vorgekommen sind. Bei anderen Chloriden sind die Vergiftungen nicht auf das Chlorid, sondern auf das betreffende Metallion zurückzuführen (z. B. K, Li, Ba, Cu, Ni, Co usw.).

Die *Chlorate* des Natrium und des Kalium können (z. B. infolge Verwechslung oder in selbstmörderischer Anwendung) schwere, oftmals tödliche Vergiftungen auslösen. Sie wirken primär hämolytisch, sind Methämoglobinbildner und schädigen die Leber und Nieren (10 g gelten als mittlere tödliche Dosis).

Brom

Vergiftungen durch elementares *Brom*, Br_2, sind dem des Chlor sehr ähnlich (s. S. 90), wobei die unmittelbare Einwirkung des flüssigen Broms auf die Haut (z. B. bei Laborarbeiten!) zu schmerzhaften Blasenbildungen und zu Nekrosen — neben einer starken Reizwirkung auf die Schleimhaut der Augen und der Atemwege — führt.

Die *Bromide* (früher als Natrium-, Kalium- oder Ammoniumbromid in „Beruhigungsmitteln" enthalten) können in hohen Dosen (über 50 Gramm) tödlich wirken. Längere Zufuhr von Bromsalzen für therapeutische Zwecke führt zu chronischer Bromvergiftung, dem sogenannten Bromismus (Haut- und Schleimhautercheinungen etc.). Auch Hautausschläge („Bromakne") und zentralnervöse Störungen bis zu akuten Psychosen und Verblödung gepaart mit körperlichem Verfall (Bromkachexie) sind beobachtet worden.

Die *Bromate* führen zu ähnlichen Vergiftungsbildern wie die Chlorate; meist sind Verwechslungen oder versehentliches Trinken von bromathaltigen Mitteln (z. B. die sog. Unterbrecher in Kaltwelle-Präparaten) die Ursache solcher Vergiftungen.

Iod

Toxikologisch spielen *Iod* und seine anorganischen Verbindungen kaum eine Rolle, wenn man von versehentlichem oder in selbstmörderischer Absicht erfolgtem Trinken von Iodtinktur (30 Gramm gelten als tödlich) absieht.

Chronische Iodvergiftungen (Iodismus) gehen in der Regel auf unsachgemäße medizinische Anwendung von Iodpräparaten zurück; sie verlangen im Rahmen dieser Einführung keine besondere Darstellung (s. Literaturverzeichnis).

2.1.2. Cyanwasserstoff (HCN, *Blausäure) und Cyanide*

Cyanidionen CN^- wirken toxisch durch Komplexbindung an das Eisen-III-Zentralatom des Atemenzyms Cytochromoxidase („gelbes WARBURGsches Atmungsferment"). Diese elementare Zellstoffwechsel-Vergiftung führt zu einer Lähmung der Zellatmung, der Sauerstoffverwertung im Gewebe. Die „innere Erstickung" hat eine rasch einsetzende Schädigung aller Gewebsfunktionen zur Folge; zuerst werden die Gewebe mit dem höchsten Sauerstoffbedarf — vor allem das Zentralnervensystem — betroffen. Die gute Lipidlösung der schwachen, beim pH 7,4 des Blutes kaum dissoziierten Blausäure begünstigt die Diffusion durch Zellmembranen und beschleunigt den Wirkungseintritt.

Bei oraler oder inhalativer Aufnahme toxischer Mengen freien HCN (bei Cyaniden oder anderen HCN-abspaltenden Verbindungen nach dessen Freisetzung) kommt es rasch zur Hyperpnoe (Atmungssteigerung) und — eventuell begleitet von Übelkeit, Kopfschmerzen, Erbrechen und Krämpfen — zur Atemlähmung und zum Tod. Tödlich wirken Dosen von etwa 1 mg/kg Körpermasse; die letale Dosis für Erwachsene liegt demnach bei etwa 60···100 mg HCN bzw. äquivalenten Mengen HCN-abspaltender Verbindungen (z. B. Cyaniden oder dem Amygdalin, dem Benzaldehydcyanhydrin der bitteren Mandeln, von denen etwa 50 g als letal gelten).

Die Geschwindigkeit des Todeseintritts vor allem bei oraler Aufnahme oder Inhalation freier Blausäure ist groß; Schilderungen der Literatur sind aber meist übertrieben. „Sekundentodesfälle" dürften außerordentlich selten — höchstens bei Inhalation hoher Konzentrationen oder bei Verschlucken wasserfreier Blausäure — eintreten. Das Hinstürzen Sekunden nach der Giftaufnahme bedeutet wohl zunächst nur Bewußtlosigkeit, und Atmung und Kreislauf können noch Minuten bestehen bleiben. Daher besteht doch Aussicht auf Erfolg einer rasch einsetzenden Entgiftungstherapie.

Wird die Cyanidintoxikation längere Zeit überlebt, erfolgt eine langsame physiologische Entgiftung der Cyanidionen — hauptsächlich durch enzymatische Umwandlung in Thiocyanat SCN^- —; die Fe-III-Komplexbindung der Cytochromoxidase ist voll reversibel. Die Thiocyanatbildung wird therapeutisch genutzt (intravenöse Thiosulfatzufuhr in Grammdosen).

Erkannt werden kann die CN^--Intoxikation außer an den Begleitumständen, falls der typische HCN-Geruch (fälschlicherweise häufig einfach als „Bittermandelgeruch" bezeichnet) festzustellen ist. Dieser kann allerdings genetisch bedingt von etwa 20% der Menschen nicht oder kaum wahrgenommen werden.

Schwere und besonders tödliche Vergiftungsfälle zeigen manchmal eine „rosige" Hautfarbe: das Blut bleibt wegen der blockierten Zellatmung „arteriell", da der Sauerstoff im Gewebe nicht verwertet wird. Der exakte Nachweis der Cyanidintoxikation setzt natürlich dessen analytische Erfassung im Blut voraus.

Cyanverbindungen und -analoge können teils nach Abspaltung von HCN bzw. CN^-, teilweise auch per se toxisch wirken. Bedeutung haben — besonders über die industrielle Anwendung — z. B. Chlor- und Bromcyan, Nitrile (z. B. Acetonitril, Acrylnitril, 1.2-Phthalodinitril), Cyanamid und Calciumcyanamid („Kalkstickstoff") sowie Isocyanate wie das zur Kunststoffsynthese dienende Methylisocyanat als Ursache der 1984 in Bhopal/Indien aufgetretenen Massenvergiftung erlangt. Cyanate und Thiocyanate sind dagegen wenig toxisch.

Für den verbreitet in der Synthesechemie sowie zur Entwesung verwendeten Cyanwasserstoff selbst wurde auch die Anwendung als Kampfstoff erwogen. Bekannt ist die verbrecherische Anwendung von Blausäurepräparaten („Zyklon B") zur Menschenvernichtung in faschistischen Konzentrationslagern.

Das Fe-III-Zentralatom des Methämoglobins (Hämiglobins) kann in Konkurrenz zu dem Cyano-Fe-III-Komplex der Cytochromoxidase treten; daher werden Methämoglobinbildner (Amylnitrit zur Inhalation, Natriumnitrit oder 4-Dimethylaminophenol intravenös) als Cyanidantidote angewandt (meist kombiniert mit Thiosulfatgabe; s. oben).

Die Applikation von Cobaltsalzen oder Cobaltkomplexen (z. B. mit EDTA) hat den Nachteil der hohen Eigentoxizität von Co^{2+}; die benötigten hohen Dosen des ebenfalls wirksamen Hydroxo- oder Aquo-Cobalamins (Vitamin B_{12}-Präkursoren) sind kaum rasch genug verfügbar.

2.1.3. Kohlenmonoxid (Kohlenoxid, CO)

Brennbares, geruch- und farbloses Gas von etwa gleicher Dichte wie Luft (im Gegensatz zum schwereren Kohlendioxid, CO_2, „Kohlensäure"). Gemische mit Luft (12···75 Vol.-% CO) sind explosibel.

Hauptvorkommen: Stadtgas („Leuchtgas", auch Kokereigas, Generatorgas, Wassergas, Mischgas; nicht im Erdgas) normalerweise 10···20 Vol.-%, bei „entgiftetem" Gas 1···3 Vol.-%. Außerdem in Verbrennungsgasen, Auspuffgasen (1···7 Vol.-%), Tabakrauch.

Physiologisch: Ubiquitär; aus den Algen der Weltmeere sowie beim Hämoglobinabbau (Pyrrolringe des Porphyringerüstes) im menschlichen Organismus entstehend.

Bei Verbrennungsprozessen C-haltigen Materials entsteht stets ein gewisser Anteil CO. Bei ungünstigen Brennbedingungen kann

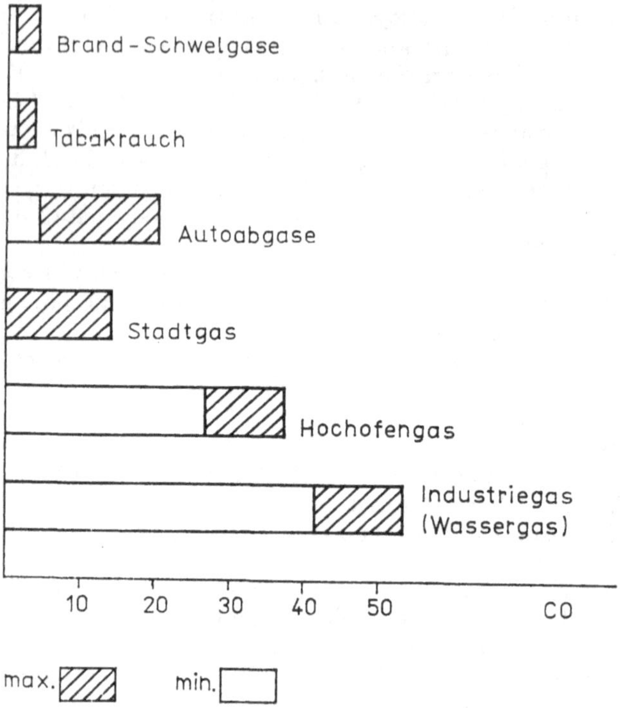

Abb. 16. Kohlenmonoxid-Konzentration(sbereiche) verschiedener Gase

dieser Anteil steigen (etwa bei Verbrennungsmotoren im Leerlauf oder bei ungünstiger Einstellung; generell bei ungenügendem Luftzutritt zur Flamme, Brennen gegen heiße Flächen usw.) und *direkt* gefährliche CO-Konzentrationen in der Atemluft bewirken. Selbst normalerweise ungefährliche CO-Emissionen sind geeignet, bei zu geringem Luftwechsel durch Anreicherung CO-Intoxikationen zu bewirken. Dabei wirkt begünstigend, daß meist gleichfalls angereichertes CO_2 die Atmungsintensität und damit auch die CO-Inhalation und -Bindung steigert.

Besonders häufig führen Gasheizgeräte ohne eigenen Abzug (Gasthermen, Kocher oder Gasherde) zu CO-Intoxikationen.

CO wirkt toxisch infolge

— der ca. 200···300fachen größeren Affinität zum Hämoglobin und dessen Blockade für den O_2-Transport,

— der Bindung an Myoglobin,
— wahrscheinlich auch der Bindung an die Cytochromoxidase (WARBURGsches Atmungsferment) und damit der Hemmung der O_2-Verwertung,
— der Senkung der motorischen Nervenleitgeschwindigkeit (Verlangsamung der die Kontraktion der willkürlichen (Skelett-) Muskulatur veranlassenden Nervenimpulse); offenbar ist das zuweilen beobachtete Scheitern der Flucht aus der CO-Atmosphäre eine Folge dieser CO-Wirkung.

Die CO-Bindung an Hämoglobin (Fe-(II) bei CO-Hämoglobin wie bei O_2-Hämoglobin und bei reduziertem Hämoglobin — im Gegensatz zum Methämoglobin mit Fe-(III)) — bleibt bei der Umwandlung von 10% des Gesamt-Hämoglobins ohne akute Erscheinungen und führt im allgemeinen ab 60% CO-Hämoglobin (COHb) zum Tode. (Bei vorbestehenden Krankheiten können jedoch auch geringere Anteile gefährlich werden, während bei Ge-

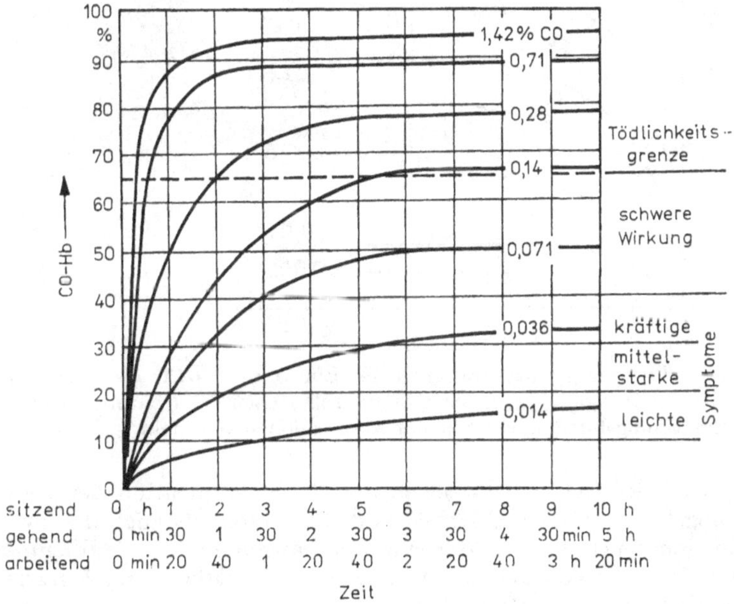

Abb. 17. **Zusammenhang zwischen Hb·CO-Gehalt im menschlichen Blut und CO-Konzentration der Einatmungsluft, Zeitdauer der Exposition und Aktivität** (nach MAY, korrigiert von SCHWERD)

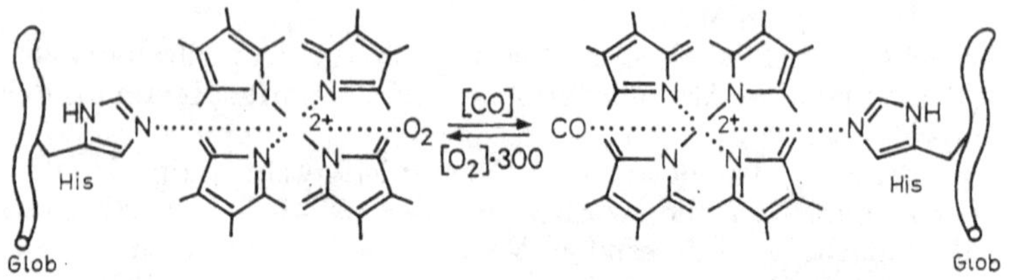

Abb. 18. Bindung von O_2 und CO in einer Hämoglobin-Untereinheit

sunden Konzentrationen bis $>80\%$ erreicht und damit 60···70% noch überlebt werden. Für Patienten mit Coronarinsuffizienz (Herzkranzgefäß-Minderdurchblutung) ist schon ein Anteil von 40% COHb am Gesamt-Hb-Gehalt gefährlich. Auch Kinder sind allgemein empfindlicher gegenüber CO.

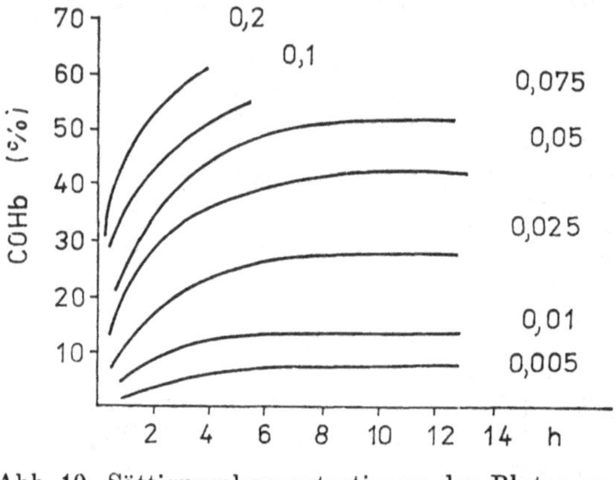

Abb. 19. Sättigungskonzentrationen des Blutes an Hb·CO (bezogen auf das Gesamt-Hämoglobin) in vivo bei verschiedenen CO-Konzentrationen der Einatmungsluft (angenommenes Atemvolumen $10\ l \cdot min^{-1}$, Ruhe)

Sowohl die Relation zwischen der CO-Konzentration der Einatmungsluft und dem COHb-Gehalt des Blutes als auch die zwischen dem letzterem und der Wirkung hängen von den Bedingungen — primär von der Einatmungsgeschwindigkeit und Einwirkungsdauer — ab (Tab. 8, Abb. 19).

Die Reaktion

$$CO + Hb \rightleftharpoons Hb \cdot CO$$

gehorcht dem MWG ebenso wie die O_2-Bindung des Hämoglobins bei der normalen Atmung:

$$\frac{Hb \cdot CO}{Hb \cdot O_2} = \frac{300 p_{CO}}{p_{O_2}}$$

Bei einem normalen Sauerstoffgehalt der Luft von 20 Vol.-% reichen daher 0,066 Vol.-% aus, um im Gleichgewicht die Hälfte des Gesamthämoglobins in COHb umzuwandeln. Entsprechend sind die COHb-Gleichgewichtskonzentrationen für alle anderen CO-Konzentrationen in der Einatmungsluft errechenbar.

Tabelle 8

Symptome bei Kohlenmonoxid-Intoxikation in Abhängigkeit vom Hb·CO-Gehalt (bezogen auf das Gesamt-Hämoglobin)

Hb·CO	Erscheinungen
5···10%	leichte, eben meßbare Einschränkung des Visus (Schwelle der Verschmelzungsfrequenz gesenkt)
10···20%	leichter Kopfschmerz, Mattigkeit, Unwohlsein, Kurzatmigkeit bei Anstrengung, Herzklopfen
20···30%	Schwindel, Bewußtseinseinschränkung, Gliederschlaffheit und -lähmung
30···40%	Haut rosafarben, Bewußtseinsschwund, Atmung verflacht, Kreislaufkollaps
40···60%	tiefe Bewußtlosigkeit, Lähmung, Cheyne-Stokes'sche Atmung, Sinken der Körpertemperatur
60···70%	tödlich in 10 min···1 h
> 70%	tödlich in wenigen min

Symptomatik: Bei sehr rascher Anflutung kommt es plötzlich zur Bewußtlosigkeit und zu Krämpfen, bei langsamer Einatmung zunächst zu uncharakteristischen Erscheinungen wie Kopfschmerzen, Ohrensausen, Schwindel, Herzklopfen, schließlich zu Muskelversagen, Bewußtlosigkeit, tiefer unregelmäßiger Atmung und Atemlähmung. Die Soforthilfe besteht in schnellster Entfernung aus der CO-Atmosphäre (Selbstschutz durch Atemschutz, mindestens Luftanhalten und Sicherung durch Dritte, keine Schalter betätigen wegen der Explosionsgefahr!) und künstlicher Be-

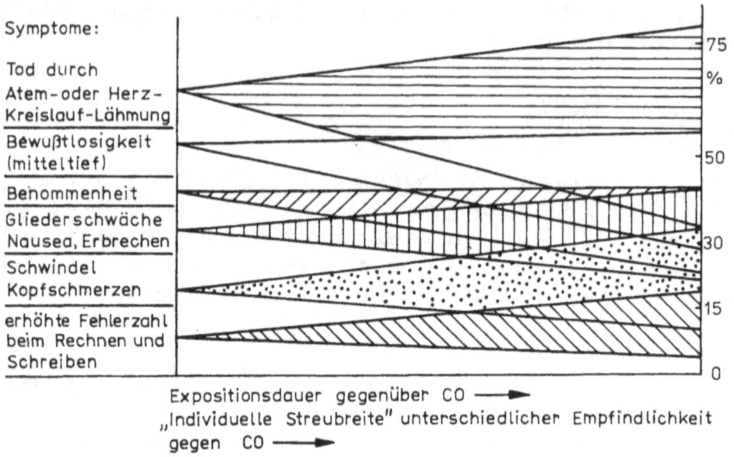

Abb. 20. Korrelation zwischen Symptomen der Kohlenmonoxidvergiftung und dem Hb·CO-Gehalt des menschlichen Blutes (bezogen auf das Gesamthämoglobin) in Abhängigkeit von der Expositionsdauer und der individuellen Sauerstoffmangeltoleranz (nach ZORN)

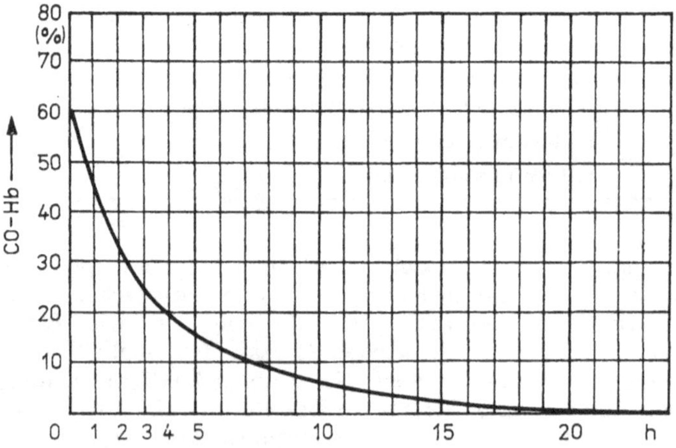

Abb. 21. Eliminationsgeschwindigkeit des Kohlenmonoxids aus dem Blut in vivo (nach BREITENECKER)

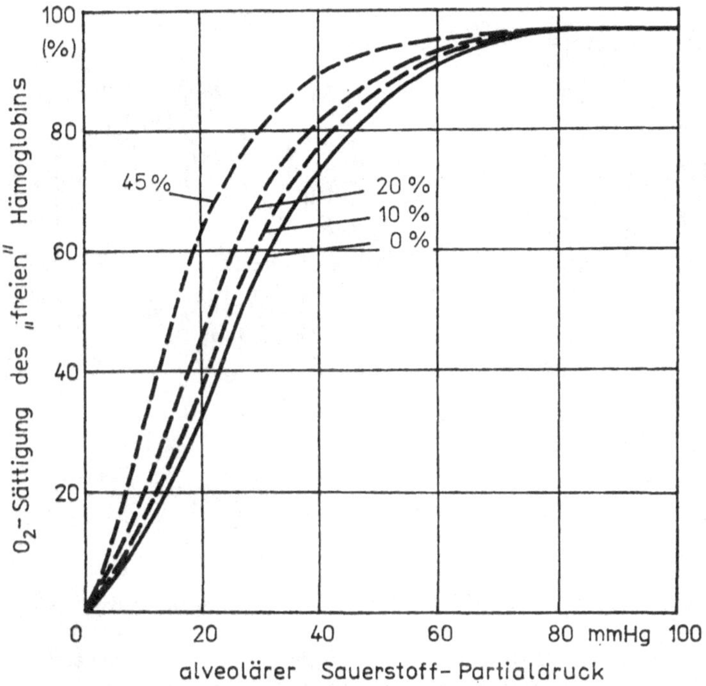

Abb. 22. Dissoziationskurven des Oxyhämoglobins in Abhängigkeit von der Hb·CO-Konzentration des Blutes (bezogen auf das Gesamt-Hämoglobin) (nach GOLDSMITH und LANDAW)

atmung. Medizinisch werden forcierte O_2-Beatmung (gegebenenfalls „hyperbare Oxygenation" in Druckkammern) sowie Atmungs- und Kreislauf-Anregung durchgeführt.

Nachwirkungen bzw. Spätschäden bei überlebten mittelschweren bis schweren CO-Intoxikationen: Erregung beim Erwachen, Brechreiz, Schwindel, infarktähnliche Schäden an Herz und Niere, anhaltende Erinnerungslücken und Kopfschmerzen.

Nichttödliche CO-Konzentrationen führen zu uncharakteristischen Symptomen, wie Kurzatmigkeit bei Anstrengung, Pulsbeschleunigung, Schwindel, Übelkeit, Kopfschmerzen, Reizbarkeit, Störungen der Urteilsfähigkeit, leichte Ermüdbarkeit, Sehstörungen, Verwirrtheit, Lähmungen, Ohnmacht.

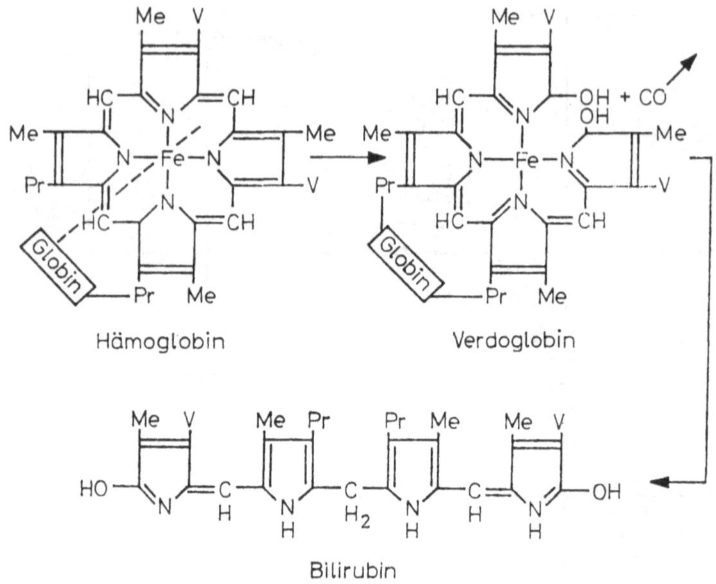

Abb. 23. Freisetzung von CO beim Hämoglobin-Abbau (nach STUPFEL)

Fortdauernde Einwirkung geringer CO-Konzentrationen (>100 ppm) führt (nicht unumstritten) zur chronischen CO-Intoxikation mit uncharakteristischen Erscheinungen, wie Gedächtnisschwäche, Reizbarkeit, Appetitlosigkeit, Unlust, Potenzverlust, Hörschäden (Herabsetzung der oberen Frequenz-Hörgrenze) sowie zur Polycythämie (Zunahme der roten Blutkörperchen, Erythrozyten).

Die Abatmung hoher COHb-Gehalte erfolgt (bei einer biologischen Halbwertszeit $t_h = 3{,}5$ Stunden) vollständig innerhalb von etwa 16 h. Blutproben müssen daher unmittelbar nach beendeter CO-Exposition entnommen werden; spätere Kontrollen sind sinnlos (Abb. 21). Höhere COHb-Gehalte führen zu sichtbaren Veränderungen über die hellrote Färbung des COHb im Vergleich zum Hb und HbO_2 (rosige Haut CO-Vergifteter, hellrote Totenflecke). Hierauf gründet sich ein Teil der analytischen Methoden zum CO-Nachweis im Blut (Spektrophotometrie, Reversionsspektroskopie).

Weitere übliche Nachweisprinzipien sind die

— höhere Stabilität von COHb gegenüber Wärmekoagulation

und chemischen Fällungsreagentien; „Kochprobe" Vorproben mit NaOH, Seife, Tannin, $K_4[Fe(CN)_6]$, Pufferlösungen,
- Reduktion des Hb und HbO_2 zu dem im Absorptionsbereich des COHb nahezu farblosen Hämochromogen und Photometrie,
- Reduktion von $PdCl_2$ und Silbersalzen durch aus COHb freigesetztes CO,
- IR-Spektrophotometrie,
- GC (direkt, auch nach Hydrierung zu Methan).

2.1.4. *Schwefelwasserstoff* (H_2S)

Schwefelwasserstoff besitzt wegen seines intensiven, typischen Geruches in niedrigen Konzentrationen eine ausgesprochene Warnwirkung (Geruchsschwelle etwa 0,02 ml/m^3), die aber bei höheren Konzentrationen wegen der rasch einsetzenden Lähmung der Geruchsnerven fehlen kann.

Der Wirkungsmechanismus akuter H_2S-Vergiftungen ist nicht geklärt, obwohl Enzymhemmungen durch Bindung der Metallzentralatome oder die Reaktion mit SH-Gruppen angenommen werden. Die Symptome können auf Hypoxie (Sauerstoffmangel im im Gewebe) zurückgeführt werden.

Bei Einatmung hoher Konzentrationen (über 1000 ppm) können schon nach wenigen Atemzügen Bewußtseinsverlust, zentrale Atemlähmung und Tod eintreten („apoplektische", d. h. schlaganfallähnliche Form).

Bei langsamerem Verlauf kommt es zu Hyperpnoe (gesteigerter Atmung), Krämpfen, Schwächezuständen und eventuell zu Lungenödem mit Pneumonie (Lungenentzündung) und Herzmuskeldegeneration als Spätfolge.

Die Behandlung erfordert vor allem Sauerstoffzufuhr, wenn möglich künstliche Beatmung und rasche ärztliche Hilfe. Die physiologische Entgiftung des H_2S verläuft oxidativ und führt zu Sulfat und Thiosulfat.

Bei chronischen Intoxikationen (schon unterhalb von 70 ppm beschrieben; die MAK beträgt 10 ppm) ist die Hornhautschädigung am Auge häufig.

2.1.5. *Zur Toxikologie einiger Metalle und ihrer Verbindungen*

Die Toxikologie der Metalle, ihrer Oxide und sonstigen Verbindungen kann in einer einführenden Darstellung nur an wenigen ausgewählten Beispielen skizzenhaft demonstriert werden. Einerseits machen Tausende von Einzelpublikationen und zahlreiche Monographien dieses Gebiet der Toxikologie auch für den Fachmann heute kaum noch überschaubar, andererseits sind noch große Bereiche dieses toxikologischen Teilgebietes unerforscht; bislang wurde die Forschung nur praxisorientiert, nicht als systematische Grundlagenforschung betrieben.

Die Reihenfolge der nachfolgenden Darstellung folgt keiner Systematik.

Arsen und Arsenverbindungen

Arsen und seine Verbindungen sind toxikologisch in mehrfacher Hinsicht interessant; sie liefern Beispiele für alle möglichen toxikologischen Probleme und würden bei umfassender Darstellung gewissermaßen eine „Toxikologie in der Nußschale" ergeben.

Das Arsentrioxid As_2O_3 (Arsenik, Giftmehl) war nicht nur Jahrhunderte hindurch das klassische Mordgift par excellence und erhielt dafür Beinamen wie „Altsitzerpulver", „poudre de succession". Es zeigte auch besonders deutlich den dialektischen Charakter der Begriffe „Gift" und „Arzneimittel", indem es als eines der stärksten, tödlichen Gifte auch als „Tonikum" oder „Roborans" (Stärkungsmittel) von Roßtäuschern, in der Medizin und in Gestalt individuellen Mißbrauchs verwendet wurde. Letzterer brachte die wohl erste Beobachtung der Toleranzsteigerung eines Giftes bei den „Arsenikessern" der Steiermark: wiederholte Arsenikeinnahme zur Leistungssteigerung erforderte mit der Zeit eine Dosiserhöhung.

Als Mißbrauch ist auch die Verwendung von Arsenik zu Abtreibungsversuchen anzuführen (vaginale Einführung von Arsenik mit nicht selten tödlichem Ausgang). Die organische Arsenverbindung Neoarsphenamin (Salvarsan®) war eines der ersten synthetischen Chemotherapeutika (von Paul Ehrlich gegen Syphilis entwickelt). Durch Überdosierungen kam es hierdurch zu zahlreichen Vergiftungen. Salvarsan wurde durch die modernen Antibiotika abgelöst.

Die zahnmedizinische Verwendung von Arsentrioxid zur Pulpadevitalisation („Nervtötung") kann dagegen praktisch kaum zu Vergiftungen führen.

Das „Schweinfurter Grün" (Kupferarsenitacetat $3Cu(AsO_2)_2 \cdot Cu(CH_3COO)_2$) sowie Blei- und Calciumarsenat wurden als Farbpigment sowie — lange vor der Ära der synthetischen organischen Pestizide und Fungizide — als Pflanzenschutzmittel (vor allem im

Weinbau) angewandt; daraus resultierten akute und subchronische Intoxikationen. Vom Schweinfurter Grün wird sogar vermutet, daß von früher damit gefärbten grünen Tapeten mikrobiell Arsin (siehe unten) bzw. Trimethylarsin $As(CH_3)_3$ und Ethylkakodyloxid $(C_2H_5)_2As\text{-}O\text{-}As(C_2H_5)_2$ gebildet wurden und chronische Vergiftungen bewirkten.

Diphenylarsinchlorid („Clark I") bzw. -cyanid („Clark II"), Phenarsazinchlorid (Adamsit) und Chlorvinylarsindichlorid (Lewisit) gehören zu den Kampfstoffen der 1. Weltkrieges.

Arsen gehört zu den Giften für die ein spezifisches Antidot existiert. Dimercaprol (2.3-Dimercaptopropanol-1, Dithioglycerol) wurde zur Entgiftung der arsenorganischen Kampfstoffe entwickelt und wird daher noch immer „BAL" (British Anti Lewisit) genannt. Wie die physiologischen SH-Verbindungen Cystein und Glutathion bindet es Arsen unmittelbar komplex. Neuerdings werden an seiner Stelle auch die (besser wasserlöslichen) Verbindungen 2.3-Dimercaptopropan-1-sulfonat-Na und 2.3-Dimercaptobernsteinsäure verwendet.

Schließlich wurde das wohl erste exakte Verfahren zum Giftnachweis in biologischem Material — zugleich das erste mikroanalytische Verfahren überhaupt — 1836 von James Marsh zum Arsennachweis bei Vergiftungen entwickelt und hat in der Folgezeit sicher maßgeblich zum Rückgang der Arsenmorde beigetragen.

Die Exposition gegenüber Arsenverbindungen bei der Erzgewinnung und -verhüttung bedingte schon lange vor dem Zeitalter der Synthesechemie gewerbliche Vergiftungen, die auch als solche erkannt wurden. (Aus dieser Richtung kommt übrigens die Bezeichnung „Hüttenrauch" für Arsenik.)

Gewerbliche Arsenemissionen und arsenhaltiges Trinkwassser haben auch ökotoxikologische Bedeutung erlangt; Langzeitexpositionen können chronische Vergiftungen ganzer Bevölkerungsgruppen bewirken.

In neuerer Zeit ist Arsen — abgesehen von Hinweisen auf seine Cancerogenität — als Spurenelement mit dualistischem Charakter (toxisch/essentiell) und Interaktionen mit anderen Spurenelementen interessant geworden.

Akute Arsenvergiftungen spielen dagegen gegenwärtig kaum mehr eine Rolle. Früher kamen sie meist durch das ausreichend wasserlösliche, farb-, geruch- und geschmacklose Arsentrioxid zustande und boten ein hauptsächlich durch schwere Brechdurchfälle geprägtes Bild, das der Cholera ähnelt.

Die Wirkung des Arsens beruht offenbar auf der Blockade von SH-Gruppen in Enzymen; ein hauptsächlicher Angriffsort sind die Blutkapillaren.

Elementares (metallisches) Arsen sowie die Arsensulfide (und die entsprechenden Mineralien) sind praktisch wasserunlöslich und ungiftig. As(V)-Verbindungen sind weniger toxisch als die des As(III). Es besteht jedoch immer die Gefahr der „Giftung" durch Bildung von As(III) und insbesondere von As_2O_3 oder As-(III)-Hydroxoverbindungen.

Die Resorption von Arsenik und anderen Arsenverbindungen kann über den Magen-Darm-Kanal, aber auch inhalativ sowie über die Schleimhäute und die Haut erfolgen.

Im Organismus wird Arsen von Haaren und Nägeln sowie in der Haut (durch Bindung an Sulfhydrylgruppen) gespeichert und ist hier noch lange nach der Aufnahme nachweisbar; durch abschnittsweise Analyse von Haaren lassen sich gegebenenfalls die bis zu Monaten zurückliegenden Applikationszeiten ermitteln. Auch nach Exhumierungen (Wiederausgraben) erdbestatteter Leichen und nach der Kremation (Einäscherung) sind Arsenvergiftungen im Prinzip noch nachweisbar. In historischen Fällen haben aber mögliche Kontaminationen des Bodens oder von Grabbeigaben etc. zu heftigen Kontroversen über den Aussagewert der Arsenbestimmung geführt; solche Einflüsse müssen daher für eindeutige Aussagen auszuschließen sein.

Die Ausscheidung des Arsens erfolgt über die Nieren, aber auch im Stuhl, mit Milch und Schweiß sowie durch Abstoßung von Hautschuppen, Haaren und Nägeln.

Bei (oraler) Aufnahme akut toxischer Mengen Arsentrioxid kommt es rasch zu Übelkeit und Erbrechen sowie innerhalb weniger Stunden zur Gastroenteritis (Magen/Darm-Schleimhautentzündung) und heftigen Durchfällen; diese führen über den Wasser-, Elektrolyt- und Eiweißverlust zu Kreislaufstörungen und Schock. Nierenstörungen können hinzutreten. Der Tod tritt ohne Behandlung innerhalb von 2···3 Tagen ein, bei Zufuhr sehr hoher Dosen auch innerhalb weniger Stunden durch primäre zentrale Atemlähmung.

Bei der chronischen Arsenvergiftung sind Hautveränderungen, Pigmentstörungen, „Melanose" — vor allem Braunfärbung des Rumpfes — und Hyperkeratose, gesteigerte Verhornung und Verdickung der Haut sowie Nagelveränderungen — Brüchigkeit und weißes „MEESsches Band" charakteristisch. Als Spätfolgen können Karzinome und Basaliome der Haut auftreten. Schädigungen des

Zentralnervensystems und des peripheren Nervensystems sowie der Leber und Lunge (bis zu Karzinomen) sind seltener oder nicht sicher arsenbedingt.

Gesondert zu erwähnen ist das gasförmige Arsin (Arsenwasserstoff, AsH_3), das bei der Wasserstoffentwicklung aus Mineralsäuren und Metallen bei Anwesenheit von Arsenverbindungen entsteht. (Darauf und auf die anschließende Zerlegung $2AsH_3 \rightarrow 2As + 3H_2$ gründet sich die MARSHsche Arsenprobe.)

Das knoblauchartig riechende Arsin wirkt per se toxisch, nicht wie die meisten Arsenverbindungen erst nach Überführung in Arsentrioxid bzw. Arsenitionen. Arsin beschleunigt — wahrscheinlich nach Bildung von Diarsin ($H - As = As - H$) die Hämolyse roter Blutkörperchen zu freiem Hämoglobin; dieses färbt den Urin rot und schädigt Niere, Leber und Milz. Dimercaprol ist auch hier wirksam.

Lithium hat auf Grund seiner medizinischen Verwendung (als Chlorid oder Carbonat) in der Behandlung manisch-depressiver Erkrankungen auch eine toxikologische Bedeutung erlangt. Die toxischen Symptome sind durch Tremor, Muskelkrämpfe, Bewußtseinsstörungen sowie Ataxie gekennzeichnet. Das Lithiumhydroxid führt zu Verätzungen (s. unten). Die Therapie ist entsprechend der Symptomatik auf die primäre Giftentfernung (Gabe von Medizinalkohle und Natriumsulfat) und die Wiederherstellung des Elektrolytgleichgewichtes (forcierte Diurese) begrenzt.

Natrium und *Kalium* haben insofern eine toxikologische Relevanz, als die Hydroxide durch ihre (konzentrationsabhängige) starke Ätzwirkung (bei Kaliumhydroxid stärker als bei Natriumhydroxid) zu schweren Haut- und Schleimhautschäden führen (mit ggf. lebensbedrohlichen Sekundärschäden, wie tetanischen Krämpfen, Schock und Kollaps). Die Alkaliseifen führten früher bei Abtreibungsversuchen nicht selten zu Vergiftungen (außer lokalen Verätzungen vor allem Hämolyse).

Verätzungen durch Laugen sind generell sehr schmerzhaft; sie führen zu Schleimhautschwellungen, -ablösungen, Blasenbildung, schwer stillbaren Blutungen und Gewebsperforationen (Speiseröhre, Magenschleimhaut, Genitalien!).

Die Therapie besteht neben der lokalen Behandlung der Verätzung in Kreislaufstützung, Schockbehandlung und Schmerzbekämpfung sowie Wiederherstellung des Säure-Basen-Gleichgewichtes. Laienhilfe beschränkt sich auf die (sehr wichtige!) gründliche und schnelle Verdünnung der jeweiligen Lauge durch große Wassermengen. Wurde die Lauge verschluckt und ist der

Betroffene noch bei Bewußtsein (!), so lindert man seine Beschwerden durch Trinkenlassen von verdünntem Zitronensaft oder anderen, stark verdünnten (!) schwachen Säuren (z. B. Essigsäure, oder Ascorbinsäure). Sind Spritzer der Lauge in das Auge gekommen, ist eine sofortige (!) intensive Spülung unter dem fließenden Wasserstrahl und anschließend schnellstmöglicher Transport in die fachärztliche Spezialbehandlung vorrangig.

Vergiftungen durch Kaliumchlorid können infolge Verwechslungen mit Natriumchlorid (z. B. bei Injektionen und Infusionen) vorkommen — hier ist für den Arzt neben anderen Maßnahmen die Hämodialyse angezeigt.

Unter den *Erdalkalimetallen* sei als Beispiel das *Barium* herausgegriffen, weil sich hier sehr deutlich die starke Abhängigkeit der Toxizität von der Löslichkeit der Bariumverbindungen zeigt. So ist das sehr schwerlösliche Bariumsulfat praktisch ungiftig; in Röntgenkontrastmitteln kann man es problemlos in Mengen von einigen hundert Gramm verabfolgen, ohne toxische Wirkungen befürchten zu müssen. Bei wasserlöslichen Bariumverbindungen reichen dagegen gegebenenfalls bereits 1···2 Gramm für eine tödliche Vergiftung aus (z. B. Bariumnitrat oder Bariumcarbonat).

Auch im Fall des *Berylliums* sind gut wasserlösliche Verbindungen starke Gifte. So wurde in der Militärliteratur noch vor 1 bis 2 Jahrzehnten das Berylliumacetat als ein potentielles Sabotagegift für die Trinkwasservergiftung angeführt.

Meist kann man durch Fällungs- oder Komplexbildungsreaktionen die Toxizität von Metallionen minimieren oder völlig beseitigen. Hierauf beruhen zahlreiche „Antidote" zur Behandung von Metallsalzvergiftungen.

Keinesfalls darf man dies jedoch als generelle Folgerung betrachten, wie es das Beispiel des *Aluminiums* zeigt. Im allgemeinen gelten Aluminium und seine Verbindungen als toxikologisch bedeutungslos, wenn man von extremen Situationen bzw. Vorkommnissen absieht (versehentliches Trinken von adstringierenden Aluminiumsalzlösungen, wie Aluminiumchlorid, -acetat, -sulfat usw.). Erst in den letzten Jahren ist man auf die starke neurotoxische Wirkung der komplexen Aluminiumhuminate und -fulvate aufmerksam geworden, die parenteral zu tödlichen Vergiftungen führen können. Diese Art der Vergiftung ist allerdings insofern sehr selten, als sie nur bei Dialysepatienten auftreten kann, die mit nicht ausreichend gereinigtem Brauchwasser einer „Blutwäsche" unterzogen werden. Die Heimdialysegeräte begünstigen solche Vergiftungsmöglichkeiten, weil die Wartung der Geräte (bzw. der dazu erforderlichen Wasserreinigungssysteme) nicht immer sorgfältig genug erfolgt, so daß der in manchen Regionen relativ hohe Anteil natürlicher Huminsäuren im Brauchwasser für schwere Vergiftungsfälle ausreichen kann.

Ein anderes Beispiel für die toxizitätssteigernde Wirkung einer Komplexbildungsreaktion ist die Umsetzung von Eisensalzen mit 2.3-Dimercaptopropanol bzw. Dithioglycerol (dem sog. BAL bzw. British-Anti-Lewisit). Dieses BAL ist eine für die Therapie von Arsen-, Gold-, Bismut-, Quecksilber-, Nickel- oder Antimonsalz-Vergiftungen genutzte Substanz. Hingegen sind die Komplexe, die sich mit Eisensalzen sowie den Salzen des Cadmium, Blei, Thallium oder Uran bilden, von lebensbedrohender Giftigkeit.

Für die entgiftende Wirkung von Komplexbildnern seien als therapeutisch genutzte Beispiele das Desferrioxamin-B zur Behandlung von Eisenvergiftungen, D-Penicillamin (Dimethylcystein) zur Vergiftungsbehandlung für Kupfer, Quecksilber und Blei sowie die Ethylendiamintetraessigsäure (EDTA) für den Einsatz bei Vergiftungen durch Blei, Cobalt und Vanadium sowie zur Dekorporation radioaktiver Nuklide (z. B. Strontium-90) erwähnt.

Unter den toxikologisch besonders bedeutsamen Metallen ist das *Cadmium* in den letzten Jahrzehnten in den Blickpunkt gerückt. Daß Cadmium und seine Verbindungen sehr toxisch sind, ist seit langem bekannt, aber durch Umweltskandale sind die akuten sowie die Spätschadenwirkungen des Cadmium und seiner Verbindungen nunmehr auch ins Bewußtsein der Öffentlichkeit getreten.

Die Resorption löslicher Cadmiumverbindungen erfolgt über den Gastrointestinaltrakt; schon 30···50 mg Cadmium per os können tödlich sein! Staub oder Dampf des metallischen Cadmiums oder seines Oxids werden auch über den Respirationstrakt schnell aufgenommen und führen zu schweren Lungenschädigungen neben den anderen Organschädigungen, die man bei der oralen Aufnahme zu erwarten hat (Übelkeit, Erbrechen, Leibschmerzen, Durchfälle, Krämpfe, Blutdruckabfall bis zum Kollaps). Im Gefolge der akuten Vergiftungen sind massive Schädigungen der Leber- und Nierenfunktionen und im Falle der Inhalation toxisches Lungenödem, Bronchopneumonien oder Bronchiolitis zu erwarten. Im akuten Vergiftungsfall erstreckt sich die Laienhilfe auf das Auslösen von Erbrechen, Trinken von (Eier-)Milch und Nachgabe von (isotoner) Natriumsulfatlösung. Die ärztliche Therapie verwendet Komplexbildner, wie z. B. Calcium-EDTA, nicht aber BAL (s. S. 74, 107), da sonst schwere Nierenschädigungen auftreten können.

Erfolgt die Cadmiumzufuhr in minimalen Mengen (z. B. durch

Cadmium-belastetes Wasser, Lebensmittel / Reis! oder durch mit Cadmiumstaub verunreinigte Luft in der Nähe von Hüttenwerken), dann treten schwere Deformationen der Knochen auf. (Die sog. Itai-Itai-Krankheit trat nach Verzehr von Reis auf, der mit von einer Metallhütte verunreinigtem Flußwasser bewässert worden war.) Allgemeine untypische Symptomenkomplexe reichen von der Trockenheit im Hals, Schnupfen, Kopfschmerzen, Schlaflosigkeit bis zur Gastritis, Anämie oder Geschwürbildung im Nasen-Rachen-Raum. In industriellen Ballungszentren muß bei Umweltschäden an den Cadmiumgehalt von Luft und Wasser gedacht werden, auch wenn das Cadmium nur als Begleitkomponente anderer Schadstoffe vorhanden ist (Kraftwerksaschen, galvanische Abwässer, Metallverarbeitungen, Pigment- und Farbenproduktion etc.).

Unter den die Umwelt stark belastenden giftigen Metallen hatten und haben das *Blei* und seine Verbindungen eine erhebliche Bedeutung. Während die akuten sowie chronischen Vergiftungsursachen in der Industrie sowie die entsprechenden Erscheinungsbilder der Bleivergiftungen lange bekannt sind (und daher seit Jahrzehnten zum Standardlehrstoff der Toxikologieliteratur gehören), ist die toxischste der Bleiverbindungen — das als Antiklopfmittel dem Kraftfahrzeugbenzin zugesetzte Bleitetraethyl — erst durch die nach dem II. Weltkrieg enorm angestiegene Motorisierung zu einem umwelttoxikologischen Problem geworden. Das sehr toxische Bleitetraethyl, welches bereits in Konzentrationen von 0,1 mg/m^3 Luft akut gefährlich ist, gelangt mit den Auspuffgasen als Blei- und Bleioxid-Aerosol — in geringem Umfang auch unverändert — in die Luft, wird von den Straßenpassanten inhaliert, lagert sich am Rande der Verkehrswege auf dem Bewuchs ab und belastet die Böden bis zum Übertritt in das Grundwasser. Diese Umweltvergiftung ist mit ihren noch gar nicht allseitig überschaubaren Konsequenzen für spätere Generationen im Grunde nicht zu verantworten, da inzwischen unverbleite Hochleistungskraftstoffe bzw. mit unverbleitem Benzin betreibbare Hochleistungs-Verbrennungsmotoren verfügbar sind.

Die Resorption von Blei und seinen Verbindungen erfolgt rasch über den Respirationstrakt (Staub- und Dampfinhalation), langsamer über den Magen-Darmkanal sowie (beispielsweise bei bleitetraethylhaltigem Benzin) über die Haut. Im Blut findet sich das aufgenommene Blei zu über 90% an die Erythrozyten gebunden.

Das Vergiftungsbild ist bei anorganischen Bleiverbindungen je nach dem zeitlichen Ablauf der Inkorporation durch Übelkeit, Darmkoliken, Kreislaufstörungen bei chronischen Intoxikationen aber vor allem durch Muskellähmungen und pathologisches Blutbild (Hemmung der Hämsynthese auf der Stufe der delta-Aminolävulinsäure mit entsprechenden Veränderungen der roten Blutkörperchen) gekennzeichnet. Bei chronischer Exposition können auch zentralnervöse Störungen (Encephalopathia saturnina) und ein schwarzgrauer „Bleisaum“ am Zahnfleisch auftreten.

Bei organischen Bleiverbindungen, wie Bleitetraalkylen, dominieren Reiz- und Degenerationserscheinungen am Zentralnervensystem, die von Kopfschmerzen, Schlaflosigkeit, Sehstörungen bis zu schwersten Erregungszuständen (mit Tobsuchtsanfällen!) und epileptiformen Krämpfen reichen. Die fachärztliche Behandlung ist kompliziert und langwierig, entsprechend langdauernd ist die Rekonvaleszenz.

Die Giftigkeit des *Quecksilbers* ist über die Jahrhunderte hinweg bekannt und gefürchtet. Aber auch dieses Element und seine Verbindungen sind erst in den letzten Jahrzehnten zu einer früher ungeahnten Bedrohung für die Menschen und ihre Umwelt geworden. Noch am Beginn unseres Jahrhunderts dominierten akzidentelle Vergiftungen in speziellen Industriezweigen bei der Gewinnung und Verarbeitung des Quecksilbers sowie die gelegentliche suizidal und in verbrecherischer Absicht erfolgte Beibringung des Quecksilbers resp. seiner leichtlöslichen Verbindungen (schwerlösliche Quecksilberverbindungen, wie z. B. die Sulfide, sind kaum bzw. ungiftig). Mit der Verwendung der sogenannten „Quecksilberbeizung“ als Mittel der Bekämpfung von Kleinpilzen (insbesondere auf Getreide und Hölzern) sowie der im Abwasser von elektrochemischen Fabriken (insbesondere von Chloralkalielektrolysen) und einigen Kunststoff-, Plast- sowie Elast-Erzeugern in die Umwelt gelangenden tonnenweisen Verteilung des Quecksilbers ist eine zusätzliche Schwermetallbelastung der Umwelt entstanden. Besonders problematisch ist hierbei die Fähigkeit mancher Mikroben, metallisches sowie anorganisch gebundenes Quecksilber in das extrem neurotoxische Methylquecksilber umzuwandeln und auf diese Weise eine Anreicherung in der Nahrungskette herbeizuführen. Dadurch wurden z. B. die Massenvergiftungen in Japan (Minamata, Migata) in den 50er und 60er Jahren unseres Jahrhunderts verursacht.

Hinzu kommen immer wieder auftretende akute Massenvergiftungen unter der Bevölkerung, die beispielsweise durch eine Verwechslung oder eine falsche Deklarierung von quecksilbergebeiztem Getreide entstehen (besonders in Entwicklungsländern!). Die Industrie ist seit Jahren bemüht, neue quecksilberfreie Beizmittel zu entwickeln und die Anwendung der Quecksilber-Fungizide schärfer zu überwachen. Solange aber auf diese nicht ganz verzichtet werden kann, bleiben Quecksilber und seine Verbindungen eine umwelttoxikologische „Zeitbombe“.

2.2. *Organische Gifte (Auswahl)*

Vorbemerkungen

Die Zahl der organischen Verbindungen, denen toxikologisches Interesse in der Industrie, der Landwirtschaft sowie dem Alltag des Menschen zukommt, ist selbst für den Toxikologen unüberschaubar groß. Mehr noch als bei den anorganischen Giften, wie sie im Abschn. 2.1. dargestellt wurden, sind die nachstehend zu besprechenden organischen Verbindungen nur Beispiele aus dem um ein Vielfaches breiteren Spektrum von toxikologisch bedeutsamen Verbindungen.

Unsere Auswahl ist willkürlich und vordergründig darauf gerichtet, den Leser mit einigen toxikologisch interessanten Verbindungen bekannt zu machen, die zugleich Tendenzen der Bearbeitung von Stoffgruppen mit besonderer praktischer Bedeutung erkennbar werden lassen. Daneben sind auch toxikologiegeschichtliche Aspekte für diese Auswahl mitbestimmend gewesen.

Die chemisch wie toxikologisch höchst unterschiedlichen Verbindungen und Stoffgruppen erlauben keine durchgehend einheitliche Gliederung der Darstellung; die einzelnen Kapitel bzw. Unterabschnitte sind als einführende Übersichten aufzufassen, die zu Lehrbüchern und zur Spezialliteratur hinführen, sie jedoch keinesfalls ersetzen sollen!

2.2.1. *Kohlenwasserstoffe*

Zwischen den aliphatischen und den aromatischen Kohlenwasserstoffen bestehen erhebliche toxikologische Unterschiede, sowohl hinsichtlich ihrer akuten als auch ihrer chronischen und ihrer Spätwirkungen. Noch gravierender sind diese Wirkungsunterschiede bei den entsprechenden substituierten Kohlenwasserstoffen, für die als Beispiel einige in der Praxis bedeutsame Halogen-Kohlenwasserstoffe angeführt werden.

Alkane, Alkene, Alkine

Aliphatische Kohlenwasserstoffe

Die gasförmigen aliphatischen Kohlenwasserstoffe sind weitaus mehr durch ihre entzündlichen resp. explosiblen Eigenschaften risikoreich (Methan, Propan, Butan, Ethin etc.) als durch ihre biologische Aktivität. (Ethin) Acetylen in reinster Form sowie (Ethen) Ethylen haben auf Grund ihrer betäubenden Eigenschaft gelegentlich als Narkotika medizinische Anwendung gefunden und damit auch zu Vergiftungsfällen geführt. Toxikologisch jedoch weitaus bedeutsamer sind die niedrig siedenden flüssigen aliphatischen Kohlenwasserstoffe, vor allem jene, die — wie Hexan, Heptan und Octan (neben wachsenden Mengen von Alkenen, Olefinen, Naphthenen sowie Aromaten) — den Hauptbestandteil des Benzins bilden.

Außer als Motorenkraftstoffe sind Benzine (unterschiedlicher Zusammensetzung hinsichtlich der einzelnen Fraktionen von vorwiegend aliphatischen Kohlenwasserstoffen) auch als Lösungs- und Reinigungsmittel in verschiedenartigsten „Haushaltchemikalien" sowie industriell genutzten Produkten handelsüblich und damit eine Vergiftungsquelle.

Die Aufnahme der niedrigsiedenden aliphatischen Kohlenwasserstoffe erfolgt über den Respirationstrakt oder den Digestionstrakt, weniger über die Haut.

Nach der Resorption treten neben Schwindel, Kopfschmerzen und Reizerscheinungen an den Schleimhäuten vorwiegend narkotische Wirkungen auf. Die Flimmerbereitschaft des Herzens wird erhöht; kardiale Nebenwirkungen von Arzneimitteln können dadurch zu lebensbedrohenden Komplikationen führen. Weitere Symptome von Vergiftungen mit diesen Kohlenwasserstoffen können Nieren-, Pankreas- und Leberschäden, aber ebenso auch Lungenkomplikationen (sog. „Benzinpneumonie") sein. Nach chronischer Inhalation von Benzindämpfen können Lähmungen infolge einer toxischen Polyneuropathie auftreten.

Das Verschlucken von 20···50 m*l* Benzin führt zu schweren Vergiftungen; aber schon 2—3 m*l* Benzin intravenös verabfolgt (z. B. bei Verwechslung oder in suizidaler Absicht) sind tödlich. Die Gefährlichkeit der aliphatischen Kohlenwasserstoffe wird allerdings durch die Verunreinigungen und Zusätze (z. B. die Antiklopfmittel auf Basis des Bleitetraethyls oder des Benzens (Benzols) bei den technischen Benzinen!) erheblich erhöht, denn schon wenige Prozente solcher Zusätze steigern die Toxizität um ein Mehrfaches und komplizieren das Erscheinungsbild einer derartigen Vergiftung.

Dementsprechend muß die ärztliche Therapie bei schweren Fällen auf die möglichen Komplikationen besonders achten (Herz-Kreislaufstütze, Schockbehandlung und Lungen-Schutztherapie). Die erste Hilfe durch Laien kann sich nur auf die Frischluftzufuhr, die Gabe von reichlich Aktivkohle (*nur* dann, wenn der Patient noch bei Bewußtsein ist!) beschränken. Keinesfalls Milch, Öle oder Fette verabreichen!! Insbesondere die Milch gilt bis heute bei den chemisch Arbeitenden immer noch als „Entgiftungsmittel" für organische Verbindungen. Dies ist nicht nur falsch, sondern gegebenenfalls sogar lebensgefährlich, da Milch wie auch Öle und Fette die Aufnahme dieser Substanzen beschleunigen, damit die Giftwirkung erhöhen und die therapeutischen Maßnahmen des Arztes erschweren (aber auch Ärzte unterliegen gelegentlich noch dieser irrtümlichen Auffassung von der „entgiftenden" Wirkung der Milch!). Die Gabe von Milch ist *nur* im Falle der Aufnahme von Säuren als Mittel der Ersten Hilfe zulässig.

Aromatische Kohlenwasserstoffe

Unter der großen Zahl aromatischer Kohlenwasserstoffe ist toxikologisch das (Benzen) Benzol die praktisch bedeutsamste und auch gefährlichste Verbindung. Die tödliche Dosis liegt bei 10···30 *ml* im Falle des Verschluckens; die Aufnahme kann aber auch auf inhalativem Wege oder durch Resorption über die Haut erfolgen. Die Ausscheidung geschieht teilweise durch oxidativen Abbau bzw. weitere Biotransformation (z. B. Kopplung der Oxidationsprodukte) über die Niere, zu einem geringeren Teil auch ohne chemische Veränderung über die Lungen.

Die Symptomatik besteht in lokalen Reizerscheinungen und vor allem narkotischen Zuständen, gegebenenfalls verbunden mit euphorischen Rauscherscheinungen, aber auch mit Kopfschmerzen, Erbrechen, Blutdruckabfall, Krampferscheinungen, Herzrhythmusstörungen und Lähmungserscheinungen sowie Blutbildungsstörungen. (Benzen) Benzol erzeugt erwiesenermaßen beim Menschen Leukämie (Blutkrebs). Es sind deshalb Arbeitsbedingungen zu schaffen, die auch den geringsten Hautkontakt oder die Inhalation von Dämpfen strikt ausschließen! (Toluen) Toluol oder die (Xylene) Xylole sind hingegen nicht krebserzeugend, aber akut toxikologisch dem (Benzen) Benzol sehr ähnlich.

Unter den höherkondensierten aromatischen Kohlenwasserstoffen finden sich einige (wie z. B. 3.4-Benzpyren, Methylcholanthren u. a.), die als cancerogen gelten.

Für die Therapie gilt das Gleiche wie im Falle der aliphatischen Kohlenwasserstoffe (s. S. 110). Die Bedeutung der fachärztlichen Nachbehandlung bzw. Nachkontrolle ist wegen der Spätschadengefahren besonders wichtig.

Halogenkohlenwasserstoffe

In der Gruppe der halogenierten Kohlenwasserstoffe nehmen die aliphatischen Verbindungen der *Chlorkohlenwasserstoffe* sowohl technisch wie auch toxikologisch eine herausragende Stellung ein. Innerhalb dieser Stoffklasse sind die biologische Wirkung und damit die Toxizität sehr differenziert; es können im Rahmen dieser knappen Übersicht nur einige wenige Beispiele vermittelt werden. Die toxikologische Spezialliteratur umfaßt inzwischen mehrere tausend Publikationen. Noch vor drei bis vier Jahrzehnten standen die narkotischen Wirkungen der Chlorkohlenwasserstoffe ganz im Vordergrund des Interesses, dann rückten immer mehr die Leber- und die Nierentoxizität dieser Verbindungen in das Blickfeld, während nun immer intensiver auch die inzwischen festgestellten cancerogenen und mutagenen Wirkungen sowie die psychopathologisch-neurologischen Spätschäden bearbeitet werden. Parallel hierzu hat sich die Palette der praktisch genutzten aliphatischen Chlorkohlenwasserstoffe — vor allem im Zusammenhang mit dem Einsatz einiger solcher Chlorverbindungen als Pestizide — erheblich vergrößert.

Der Metabolismus aliphatischer Halogenkohlenwasserstoffe ist heute ein intensiv bearbeitetes Thema der toxikologischen Forschung. Dabei treten die rein medizinischen Anwendungsfragen (wie beispielsweise die toxikologischen Probleme der Chloroform- oder der Halothan-Narkose) und arbeitshygienischen Fragen (aus der Verwendung von Tetrachlorkohlenstoff, Tetrachlorethan, Trichlorethan, Trichlorethen, u. a. in der chemischen Schnellreinigung, in der metallverarbeitenden Industrie oder in der Zwischenproduktenchemie) auf Grund der weitgehend geklärten — wenn auch oft noch nicht gelösten! — Schadenzusammenhänge in den Hintergrund.

Dafür gewinnen die umwelttoxikologischen Fragen an Bedeutung, von deren Bedeutung und Vielschichtigkeit die Tab. 9 bis 11 an

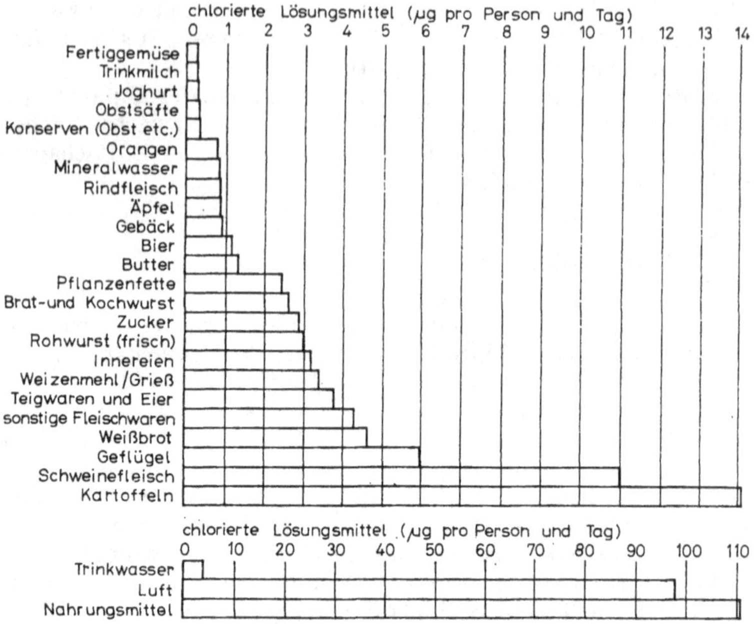

Abb. 24. Die tägliche Dosis (Belastung durch leichtflüchtige Chlorkohlenwasserstoffe in der BRD)*)

Tabelle 9

Per- und Tri-Verbrauch in der Bundesrepublik Deutschland*)

Lösungsmittel	Anwendungsbereich**)	Tonnen pro Jahr	Anteil in %
Perchlorethylen	Metallentfettung	69000	66
	chemische Reinigung	25000	24
	Extraktionsmittel	5000	5
	Chemische Weiterverarbeitung	5000	5
Trichlorethylen	Metallentfettung	36000	65
	chemische Reinigung	11000	20
	Extraktionsmittel (Lebensmittelverarbeitung)	8000	15

*) aus Bild der Wissenschaft 12/1982

**) nach Schätzungen der US-Umweltbehörde EPA (Environmental Protection Agency) gehen von den zur Anwendung kommenden Chlorgehaltverbindungen 60–80% über Abluft und Abwasser in die Umwelt!

Tabelle 10

Perchlorethylen in tierischen Lebensmitteln*)

Untersuchende Gruppe	Perchlorethylen-Mittelwerte (μg pro kg) in Butter	Milch	Eiern	Wurst
C. R. PEARSON und G. McCONNELL, Imperial Chemical Industries („ICI-Studie"), 1975	13	0,3	50	—
Uwe LAHL, Universität Bremen, 1980/1981	21	1	212	678
Ulrich BAUER, Hygiene-Institut der Ruhr-Universität Bochum, 1982	50	80	670	260
B. ZIMMERLI, Bundesamt für Gesundheitswesen, Bern/Schweiz, 1982	500	10	380	3270

Die relativ beruhigenden Resultate der ICI-Studie von 1975 ließen sich in drei Untersuchungen aus jüngster Zeit nicht bestätigen. Die in diesen drei Studien gemessenen Perchlorethylen-Werte in Lebensmitteln liegen bedeutend höher als in der britischen Untersuchung.

*) aus Bild der Wissenschaft 12/1982

Tabelle 11

Einteilung chlorierter aliphatischer Kohlenwasserstoffe nach der Stärke ihrer Hepato- und Nierentoxizität

Starke Lebergifte		**Schwache** Lebergifte	
CCl_4	Tetrachlorkohlenstoff	$Cl_2C{=}CHCl$	Trichlorethen
$CHCl_2{-}CHCl_2$	Tetrachlorethan	$Cl_2C{=}CCl_2$	Tetrachlorethen
$CHCl_2{-}CH_2Cl$	1.1.2-Trichlorethan	$CCl_3{=}CH_3$	1.1.1-Trichlorethen
$CH_2Cl{-}CH_2Cl$	1.2-Dichlorethan	CH_2Cl_2	Dichlormethan

einem willkürlich herausgegriffenen Beispiel eine Vorstellung vermitteln.

In den letzten beiden Jahrzehnten haben es die umwelttoxikologischen Erhebungen immer deutlicher werden lassen, daß neben den aliphatischen auch die aromatischen Chlorkohlenwasserstoffe größte Aufmerksamkeit verdienen. Die immer perfekter gewordenen Analysenverfahren sowie einige Umweltereignisse bei der

Produktion, der Anwendung sowie der Deponie von chlorhaltigen aromatischen Pestiziden sind zum Ausgangspunkt einer toxikologischen Neubewertung des Gefahrenrisikos dieser Verbindungsklasse für den Menschen und seine Umwelt geworden. Heute werden die jahrzehntelang scheinbar problemlos genutzten chlorierten Biphenyle (Kabelindustrie, Transformatorenkühlung etc.) in ihrer richtigen sicherheitstechnischen und umwelttoxikologischen Bedeutung gesehen; wenngleich hierbei nicht verkannt werden darf, daß oftmals emotional überzogene und manchmal auch in einigen Ländern durch Interessengruppen der Industrie beeinflußte „Überreaktionen" dem Sachkundigen die Darstellung der tatsächlichen Risiken erschweren.

Zusammenfassend kann gesagt werden, daß das toxikologische Bild der Chlorkohlenwasserstoffe neben einer höchst unterschiedlichen akuten Symptomatik, die von dermatologischen Erscheinungen über Herz-Kreislauf-, Leber- und Nierenschäden bis zu zerebralen Vergiftungsbildern reicht, auch — und mit wachsender umwelthygienischer Relevanz! — ein breites Spektrum erwiesener und vermuteter Spätschäden aufweist, die teils durch metabolische Prozesse und teils durch die oftmals hohe Persistenz dieser Verbindungen bzw. ihrer Metabolite (mit den dadurch gegebenen langjährigen Speichermöglichkeiten im Fettgewebe des Warmblüterorganismus) gegeben sind.

Trotz intensiver Bemühungen der Industrie zur Schaffung von geringer toxischen Substituenten für Halogenkohlenwasserstoffe dürfte es noch Jahrzehnte dauern, bis hier weltumspannende Programme wirksam werden können, und selbst dann werden die im Verlaufe der Jahrzehnte in Hunderttausenden von Tonnen in der Umwelt bzw. in den einzelnen Ökosystemen angereicherten organischen Halogenverbindungen ein „toxikologisches Damoklesschwert" bleiben. Von diesem vermag beim heutigen Kenntnisstand niemand zu sagen, welche tiefgreifenden mutagenen oder anderen Spätwirkungen die künftigen Generationen bedrohen.

2.2.2. Alkohole

Die große Klasse der „Alkohole" weist chemisch und toxikologisch sehr große Unterschiede auf. Das unterschiedliche chemische Reaktionsverhalten der Alkohole spiegelt sich auch in ihrer verschiedenartigen Verwendung wider; sie reicht vom Lösemittel über Kraftstoffzusätze, Aromastoffe, Gefrierschutzmittel bis zu dem Genußmittel Ethylalkohol. Letzterer wird im landläufigen Sinn immer zuerst unter dem Begriff „Alkohol“ verstanden. Selbst in Getränken liegt dieser Alkohol jedoch kaum jemals als einziger vor, sondern neben entstehungs- bzw. herstellungsbedingten Begleitkomponenten, insbesondere den sog. „Fuselölen“ (s. S. 120), die toxikologisch wie auch geschmacklich von erheblicher Bedeutung sein können.

Nachfolgend werden einige Alkohole kurz beschrieben, die für die chemisch-toxikologische Charakterisierung dieser Verbindungsklasse besonders geeignet sind und das unterschiedliche Reaktionsverhalten ebenso wie die verschiedenartige physiologische Wirkungsweise verdeutlichen.

Einwertige aliphatische Alkohole

Beispiele für toxikologisch bedeutsame einwertige aliphatische Alkohole sind:

Methanol, Methylalkohol, CH_3OH, auch als Karbinol oder Holzgeist bezeichnet, eine wasserklare Flüssigkeit, in Geruch und Geschmack sowie in zahlreichen chemischen Reaktionen dem Ethanol (s. S. 118) außerordentlich ähnliche Verbindung mit vielfältigen Einsatzgebieten in der Wirtschaft (z. B. zur Herstellung von Reinigungsmitteln, Polituren, als Vergällungsmittel für Ethanol u. a., bis 20% im „Brennspiritus“, als Kraftstoffzusatz, als technisches Lösemittel usw.).

Die häufigste Vergiftungsursache ist die Verwechslung des Methanols mit Ethanol aus Unkenntnis der Gefahr. Die toxikologische Fachliteratur kennt zahlreiche Fälle von Einzel- und auch von Massenvergiftungen durch Methanol, die äußerst schwerwiegend sind, da sie zu Erblindungen und oftmals zum Tode führen.

Der Wirkungsmechanismus des Methanols im Organismus der Warmblüter beruht auf der enzymatischen Oxidation (mittels Alkoholdehydrogenase) zu Formaldehyd, der mit einer biologischen Halbwertszeit von nur einer Minute zu Ameisensäure weiter oxidiert wird, die ihrerseits für die bei einer Methylalkoholvergiftung typische Azidose (Senkung des Blut-pH und damit weitgehende Störung des Säure-Basen-Haushaltes) verantwortlich ist. Insgesamt verläuft die Metabolisierung des Methanols im Stoffwechsel vergleichsweise zum Ethanol langsam. So beträgt die Oxidationsgeschwindigkeit für Methanol 25 mg/kg/h, die für Ethanol hingegen 175 mg/kg/h (Versuchtstier Ratte).

Für den Menschen liegt die tödliche Dosis des reinen unverdünnten Methanols bei 30···100 ml (Blutspiegelwerte von 1,0···2,5 mg pro 1 ml). Neben der Aufnahme durch Trinken sind auch die Inhalation und die Resorption über die Haut zu beachten (vor allem hinsichtlich des Arbeitsschutzes im Betrieb und im Labor!). Die Ausscheidung erfolgt teils unverändert über die Lungen; bis zu 3% finden sich unverändert im Urin, der auch bis zu 5% der aufgenommenen Dosis als Ameisensäure enthält.

Vor allem die gefürchteten Störungen des Sehvermögens infolge Optikusatrophie (Schädigung der Sehnerven) bis zur bleibenden Erblindung sind schon durch 5···15 ml möglich!

Besonders gefährlich ist die Latenzzeit der Vergiftung, die zwischen einer und bis zu vierzig Stunden betragen kann. Weitere, begleitende Symptome können sein: Schwindelgefühle (Kreislaufstörungen bis zum Kreislaufkollaps), Kopfschmerzen, Erbrechen, krampfartiger Leibschmerz, Erregungszustände, Blutdruckabfall, Atemnot; Lungen- und Hirnödem sind möglich. Der Tod tritt meist durch Atemlähmung ein. Spätschäden der Methanolwirkung sind umstritten.

Ethanol, C_2H_5OH, auch als Weingeist oder in konzentrierter Form als Primasprit bezeichnet, eine wasserklare Flüssigkeit mit charakteristischem (aber nicht unverwechselbarem!) Geruch ist wesentlicher Bestandteil aller alkoholischen Getränke, wie Bier (2···7 Vol % Ethanolgehalt), Wein (6···20%), Schnäpse und Liköre (20···60%), Rum (45···80%). Daneben vielfältige Verwendung in Kosmetika sowie technisch als Treibstoffzusatz, Heiz- bzw. Brennstoff (als Brennspiritus mit genußverderbenden Zusätzen, wie Aceton, Pyridin u. a., versehen) sowie als Löse- und Extraktionsmittel.

Die häufigste Vergiftungsursache liegt im übermäßigen Genuß alkoholischer Getränke (weltweit ansteigende Tendenz des Verbrauchs „harter“ Alkoholika). Die Gefahr der Ethylalkoholvergiftung ist deutlich gewöhnungs- und altersabhängig (Kinder!) und an Ernährungszustand sowie gleichzeitig verabfolgte Pharmaka gebunden (insbesondere einige Schlaf- und Schmerzmittel und Psychopharmaka potenzieren die Alkoholwirkung erheblich!). Die tödliche Dosis für den Menschen schwankt zwischen 3···12 g reinem Alkohol pro Kilo Körpergewicht.

Der Wirkungsmechanismus des Ethanols ist in allen Einzelheiten noch nicht geklärt, jedoch steht im Vordergrund die hauptsächlich in der Leber ablaufende Oxidation des Ethylalkohols mittels Alkoholdehydrogenase (sowie daneben durch das Katalase-

System und das sog. „MEOS“, „microsomal ethanol oxidising system“) zum Acetaldehyd und dessen weitere Oxidation durch Aldehyddehydrogenase zur Essigsäure. Dabei können aber auch schon auf der Stufe des Acetaldehyds — insbesondere bei einem schnellen Überangebot hoher Alkoholdosen sowie bei Störungen im Leberstoffwechsel — neurobiochemische Prozesse durch direkte Reaktion des Acetaldehyds mit Katecholaminen, wie Dopamin, Noradrenalin und Adrenalin, ausgelöst werden, die zur Bildung von Tetrahydroisochinolin-Alkaloiden führen, die ihrerseits neurophysiologische Effekte haben. Trotz intensiver Forschung existiert noch kein geschlossenes, widerspruchsfreies Bild der Mechanismen der Ethanolwirkung auf den Menschen. Dies liegt nicht zuletzt auch daran, daß es keine spezifischen Rezeptoren für Ethanol im Stoffwechsel gibt und deshalb eine relativ unspezifische Wirkung nach außen in Erscheinung tritt.

Die lokale Ethanoleinwirkung führt in Konzentrationen von über 50···60% durch Wasserentzug und Eiweißfällung zu Schleimhautschäden.

Die Aufnahme erfolgt vom Magen-Darmtrakt aus sehr schnell, meist schon nach 10···15 Minuten, bei leerem Magen schon nach 5···6 Minuten; auch die direkte Aufnahme über die intakte Haut ist vorhanden (und auch praktisch genutzt, z. B. bei Waschungen mit „Spiritus“-zubereitungen oder mit Kölnischwasser oder bei Umschlägen mit alkoholischen Pflanzenextrakten für medizinische Zwecke).

Die Ausscheidung geschieht in Form der oxidativen Abbauprodukte, nur ein geringer Teil wird abgeatmet sowie über die Nieren ausgeschieden.

Die Symptomatik der Ethanolvergiftung besteht hauptsächlich in der von der guten Lipoidlöslichkeit begünstigten Wirkung auf das Zentralnervensystem. Nach einem Stadium der Euphorie steigert sich die Wirkung über Gleichgewichts- und Koordinationsstörungen, den Verlust der Selbstkontrolle, Bewußtseinstrübung und Lähmungserscheinungen zum Zustand der Vollnarkose bzw. des tiefen Komas und endet in einer tödlichen Atemlähmung. Insgesamt sind das Symptombild und die Abfolge der einzelnen Wirkungsabschnitte noch wesentlich vielgestaltiger, je nach der Vorgeschichte des Vergifteten sowie den Begleitumständen.

Die chronische Alkoholvergiftung ist durch massive Leberschäden sowie zentralnervöse Störungen und psychische Veränderungen gekennzeichnet. Ein Teil der chronischen Wirkungen alkoholischer Getränke kann wohl auch im Zusammenhang mit den sogenannten Alkoholbeistoffen stehen (insbesondere Fuselöl bzw. höhere Alkohole etc.).

Propanole oder Propylalkohole, C_3H_7OH, haben chemisch-technische Bedeutung; als Genußmittel sind sie ungeeignet.

Propanol-1 (n-Propanol, n-Propylalkohol, Ethylcarbinol) wird medizinisch als Desinfektionsmittel für die Haut (25%···50%), als Lösemittel für äußerlich angewandte Pharmaka und für Kosmetika (Haar-, Gesichts-, Rasierwässer etc.) sowie in technischen Lösemitteln verwendet.

Propanol-2 (iso-Propylalkohol, Dimethylcarbinol) eignet sich als technisches Lösemittel für Öle, Wachse, Ester, Polituren u. ä. sowie als Konservierungs- und Extraktionsmittel sowie als Zusatz zu kosmetischen Präparaten.

Toxikologisch sind die Propylalkohole wie Ethanol zu bewerten. Der iso-Propylalkohol ist im Tierexperiment auf Grund seines langsameren Abbaus doppelt so stark narkotisch und giftig wie Ethanol (Oxidation über Aceton zu Kohlendioxid). Vergiftungen bei Menschen sind selten.

Butanole oder Butylalkohole, C_4H_8OH, werden als Isomerengemische technisch für Lösungsmittelzwecke verwendet. Der primäre n-Butylalkohol findet spezielle Anwendungen in der technischen Chemie.

Die Butylalkohole wirken wesentlich stärker narkotisch, da ihre Lipoidlöslichkeit größer ist als die der niederen Alkohole. Sie sind als Bestandteile der „Fuselöle" neben den Amylalkoholen höchstwahrscheinlich an den Spätschadenwirkungen bzw. mutagenen und cancerogenen Effekten der höheren Alkohole mitbeteiligt. Schwere akute Vergiftungen sind bisher nicht bekannt. Der mit der Inhalation der Butylalkohole verbundenen Reizwirkung auf die Augen (Hornhautepithelschäden) und die Luftwege bzw. Atmungsorgane kommt ein Warncharakter zu, der damit vor länger dauernder Einatmung schützt.

Pentanole (Amylalkohole), $C_5H_{11}OH$, sind Hauptbestandteil der „Fuselöle", die für viele alkoholische Getränke charakteristisch sind (z. B. Weinbrände, Whisky). Technische Verwendung finden sie als Aromastoffe, Lösemittel, Zwischenprodukte etc.; hauptsächlich bekannt sind der „optisch inaktive Gärungsalkohol", das Isobutylkarbinol (2-Methylbutanol-4), der „rohe Gärungsamylalkohol" (Gemisch aus Isobutylkarbinol und sekundärem Butylalkohol) sowie der tertiäre Amylalkohol (Dimethyl-ethyl-karbinol, 2-Methylbutanol-2), auch Amylenhydrat genannt. Die hepatotoxische Wirkung der Amylalkohole ist gegenüber den niederen Alkoholen stark ausgeprägt; die fuselölbedingten Spätschäden (mutagene, cancerogene Wirkung) dürften vorwiegend den Amylalkoholen zuzuschreiben sein. Bei akuten Vergiftungen ist die Reizwirkung ausgeprägt, hinzu kommen Blutandrang zum Kopf, Benommenheit, Schwindel, Kopfschmerz, Rauschzustände, gegebenenfalls Delirien, ferner Verdauungsstörungen und Durchfälle schon bei Inhalation. Auch die „Katersymptome" nach größerem Alkoholgenuß sind maßgeblich mit auf diese Fuselölkomponenten zurückzuführen.

Hinsichtlich der Resorption ist allen diesen höheren Alkoholen gemeinsam, daß sie außer über den Magen-Darmtrakt auch über die Lunge sowie über die Haut aufgenommen werden; ihre Elimination erfolgt unterschiedlich schnell durch oxidativen Abbau, jedoch sind die biochemischen Details noch nicht hinreichend geklärt.

Die Symptomatik der akuten Vergiftung ist nach der Resorption toxischer Mengen ähnlich wie bei der Ethanolvergiftung, jedoch sind die prä- und postnarkotischen Beschwerden meist erheblich größer und zusätzlich durch Leber- und Nierenfunktionsstörungen gekennzeichnet. Die Spätschadengefahr ist sehr groß (hepatotoxische, cancerogene und mutagene Effekte!).

Die anderen einwertigen Alkohole haben vorerst nur eng begrenzte technische Bedeutung; ihre Toxikologie ist dementsprechend gering erforscht. Im Falle substituierter Alkohole (z. B. Halogenalkohole) ändert sich der toxikologische Charakter vollständig (meist im Sinne erheblicher Steigerung der Giftigkeit); es wird an anderer Stelle noch darauf eingegangen (S. 127).

Zweiwertige aliphatische Alkohole

Die zweiwertigen aliphatischen Alkohole werden nach ihrem einfachsten Vertreter, dem Ethan-1,2-diol, Ethylenglycol oder einfach *Glycol*, CH_2OH-CH_2OH, auch insgesamt als Glycole bezeichnet. Sie stehen in ihren Eigenschaften sowohl den einwertigen Alkoholen als auch dem einfachsten Vertreter der dreiwertigen Alkohole, dem (Glycerol) Glycerin nahe; mit letzterem teilen sie zum Teil den süßen Geschmack und die Wasserlöslichkeit. Als technisch wichtige Lösungsmittel werden sie oft auch als (Glycerol) Glycerinersatz verwendet, jedoch sind sie teilweise erheblich giftiger. Oftmals geht die Vergiftung auf eine Verwechslung der Glycole mit (Glycerol) Glycerin oder niederen einwertigen Alkoholen bzw. Alkoholgemischen zurück. Dabei besteht die Giftwirkung der Glycole einerseits in der allen Alkoholen eigenen narkotischen Komponente, andererseits in einer unterschiedlich starken, jedoch unverkennbaren Nieren-Toxizität und gelegentlichen hepatotoxischen Wirkung.

Der Wirkungsmechanismus der Glycole im Organismus beruht auf der Oxidation zu der entsprechenden Säure und deren Konjugation mit endogenen Stoffwechselprodukten und Zellbausteinen. So geht z. B. das Ethylenglycol in die toxische Glyoxylsäure und die gleichfalls giftige Oxalsäure über, während Propandiol-(1,2) in ungiftige Milchsäure, Propandiol-(1,3) in giftige Malonsäure und Butandiol-(1,4) in Bernsteinsäure übergeht.

Die Ether und Ester der Glycole sind oftmals noch toxischer; insgesamt läßt sich jedoch keine Regel aufstellen bzw. ist jede Vergiftung speziell zu bewerten.

Allgemein erfolgt die Aufnahme der Glycole über den Magen-Darmtrakt; bei flüchtigen Glycolen ist auch die inhalative Aufnahme möglich. Die Ausscheidung geschieht vorwiegend über die Nieren (u. U. mit Nierenschäden infolge Verstopfung der Nierenkanälchen, durch Ausfällung von Oxalaten sowie Degeneration der Epithelien verbunden).

Dreiwertige aliphatische Alkohole

Von den dreiwertigen aliphatischen Alkoholen hat für die Praxis und damit auch in toxikologischer Hinsicht nur das Propantriol-2.2.3. (*Glycerol*, auch als Glycerin oder Trioxypropan bezeichnet) eine weiterreichende Bedeutung. Das mit Wasser sowie Alkoholen und weiteren organischen Lösemitteln mischbare (Glycerol) Glycerin ist sowohl als Löse- und Schmiermittel als auch als technisches Zwischenprodukt bedeutsam (z. B. für die Sprengstoffindustrie (Nitroglycerin), die Kunststoffindustrie (z. B. Glyceroltriacetat als Weichmacher) und die Pharmaindustrie (z. B. rein in Salben und Pasten) sowie das Monoacetat als Antidot bei Fluoracetatvergiftungen).

Die Derivate des (Glycerols) Glycerins (z. B. Ester und Ether) sind toxischer als Glycerol selbst, das nur in technischer Qualität, z. B. bei Verunreinigung mit Glycolen, zu Vergiftungen führt. Unverdünntes (Glycerol) Glycerin wirkt bei oraler Gabe durch Wasserentzug reizend auf das Gewebe. In extremen Mengen (z. B. 100 g oral) kann (Glycerol) Glycerin Benommenheit, Kopfschmerz, Nierenschmerzen und blutige Durchfälle bewirken. Diese Wirkungen sind aber nur indirekt als Vergiftungsfolgen zu bezeichnen; dies gilt auch für die abortauslösende Wirkung bei direkter Injektion des Glycerols in die Gebärmutter. Die Wirkung ist weitgehend auf lokale Reizerscheinungen beschränkt. Die Aufnahme erfolgt, wenn überhaupt, über den Verdauungstrakt; die Ausscheidung geschieht zum Teil unverändert, zum Teil wird (Glycerol) Glycerin wie die C_6-Zucker in der Leber zu Glycogen metabolisiert.

Von einer eigentlichen Glycerolvergiftung kann daher nicht gesprochen werden. Treten nach Glycerolgabe Vergiftungsanzeichen auf, so ist stets an die Verwechslung mit oder die Verunreinigung durch Glycole (s. d.) zu denken.

Aromatische Alkohole

Unter den aromatischen Alkoholen kommt lediglich dem *Benzylalkohol* ein toxikologisches Interesse zu, da er als einziger in der chemischen Industrie in größerem Maße verwendet wird. Er dient in der Pharma- und der Aromaindustrie als Zwischenprodukt sowie als Lösemittel. Es fehlt an verallgemeinerungsfähigen Untersuchungen der Wirkungsweise und des Wirkungsmechanismus. Lediglich ist bekannt, daß Benzylalkohol enzymatisch zum Benzaldehyd und zur Benzoesäure oxidiert wird, die ihrerseits untereinander und mit anderen Stoffwechselprodukten weiterreagieren können.

Die Aufnahme kann über die intakte Haut erfolgen, was (bedauerlicherweise!) zur Verwendung des Benzylalkohols in Externa (äußerlich anzuwendenden Medikamenten) (als lokalanasthesierender Zusatz) geführt hat.

Über die Ausscheidung ist wenig bekannt, z. T. erfolgt sie als Benzoesäurekonjugat.

Die Vergiftung ist durch unspezifische neuro- und kardiotoxische Erscheinungen gekennzeichnet; hämatotoxische Wirkungen werden vermutet.

Substituierte Alkohole

Unter den toxikologisch relevanten substituierten Alkoholen haben einige Halogenalkohole praktische Bedeutung. Auswahlweise seien hier die Fluor- und die Chloralkohole genannt. Solche Halogenalkohole unterscheiden sich in ihren Eigenschaften und ihren Wirkungen grundsätzlich von den zugrundeliegenden Alkoholen und sind auch untereinander völlig unterschiedlich.

Fluoralkohole werden auf S. 127f. in einem gesonderten Kapitel behandelt.

2-Chlorethanol $Cl-CH_2-CH_2OH$ (auch Chlorethylalkohol, vor allem aber Ethylenchlorhydrin oder Glycolchlorhydrin genannt), ist ein technisches Lösemittel in der Kunststoff- und Farbenindustrie sowie ein wichtiges Zwischenprodukt der Synthesechemie. Die Substanz ist flüssig, von ätherisch-alkoholischem Geruch, der bei längerem Einatmen mit Schleimhautreizungen verbunden ist. Die großtechnische Verwendung dieser Verbindungen kann bei unsachgemäßem Umgang als der hauptsächlichen Vergiftungsursache innerhalb weniger Stunden zum Tod führen (neurotoxische Erscheinungen, Leber- und Nierenschädigung und hämorrhaogisches Lungenödem).

Über den Wirkungsmechanismus liegen keine hinreichenden Aussagen vor; eine intermediäre Chlorwasserstoffabspaltung ist neben anderen Reaktionsmöglichkeiten mit funktionellen Zellbestandteilen anzunehmen. Die Aufnahme erfolgt über den Atmungs- und den Verdauungstrakt ebenso wie über die Haut. Die Ausscheidung erfolgt über die Nieren bei gleichzeitiger Schädigung dieses Organs und der ableitenden Harnwege.

Unter den anderen Chloralkoholen kommt allenfalls noch dem 1,3-Dichlorpropanol-2, $Cl-CH_2-CHOH-CH_2Cl$, auch als Dichlorhydrin bezeichnet, als technisches Lösemittel für Nitrocellulose sowie für Harze eine begrenzte Bedeutung zu. Es ist dem Ethylenchlorhydrin wirkungsverwandt. Das von ihm abgeleitete Epichlorhydrin ist noch stärker haut- und schleimhautreizend sowie nephro- und neurotoxisch; es stellt toxikologisch ein Bindeglied zu den Halogenkohlenwasserstoffen (s. d.) dar.

Die analogen Brom- und Iodalkohole haben bisher keine technische und toxikologische Bedeutung.

2.2.3. *Aldehyde*

Einige Aldehyde besitzen eine erhebliche technische Bedeutung z. B. für die Polymerenchemie, als Zwischenprodukte für Farben, Pharmaka und Pestizide, ebenso auch als Riechstoffe, Desinfektionsmittel u. v. a.

Der bekannteste und technisch bedeutsamste (aliphatische) Aldehyd ist Formaldehyd, HCHO, ein stechend riechendes Gas, welches 35%ig (oder in geringerer Konzentration) als wäßrige Lösung die Bezeichnung Formalin trägt. Formaldehyd wird hauptsächlich als Desinfektions- und Konservierungsmittel sowie als technisches Zwischenprodukt ausgedehnt verwendet.

Als Vergiftungsursache kommt die unbeabsichtigte Inhalation oder Benetzung der Haut und Schleimhaut vor. Das Trinken in suizidaler Absicht oder die abortive Verwendung spielen heute kaum noch eine Rolle. Der stechende Geruch übt eine gute Warnwirkung aus, so daß Vergiftungen hauptsächlich bei Fluchtbehinderungen, z. B. in Havariefällen, vorkommen können.

Der Wirkungsmechanismus beruht auf der hohen Reaktivität des Formaldehyds mit zahlreichen Komponenten der Zellen und des Gewebes z. B. auch in vitro (Eiweißfällung!). Die Aufnahme erfolgt vorwiegend durch Inhalation, die Ausscheidung der oxidierten Reaktionsprodukte geschieht hauptsächlich mit dem Harn.

Der Formaldehyd hat keine deutliche spezifische Symptomatik der Vergiftung. Kennzeichnend ist die starke lokale Reiz- bis Ätzwirkung auf die Haut und insbesondere die Schleimhäute. Nach enteraler oder parenteraler Resorption (oder Inhalation) größerer Formaldehydmengen können zentralnervöse Symptome auftreten (Koordinationsstörungen, Schwindelgefühl, Benommenheit). Wurden tödliche Mengen aufgenommen, sind Kreislaufkollaps oder Atemlähmung die Folge. Wird die Vergiftung überlebt, können Leberschäden (mit Gelbsucht), Nierenfunktionsstörungen und neurologische Nachwirkungen auftreten.

Aus Tierversuchen ergaben sich in letzter Zeit Hinweise auf eine mögliche krebserregende Wirkung des Formaldehyds.

Acetaldehyd, CH_3CHO, auch Ethylaldehyd oder Ethanol genannt, hat ebenfalls eine erhebliche technische Bedeutung. Er ist weniger toxisch als Formaldehyd, gleicht ihm aber hinsichtlich des Vergiftungsbildes weitgehend, das unter Umständen auch Züge einer schweren Ethylalkoholvergiftung tragen kann.

Acrolein und Crotonaldehyd weisen als ungesättigte aliphatische Aldehyde eine stärkere Reizwirkung auf (dadurch meist rechtzeitige Warnung vor gefährlichen Konzentrationen). Die Gefahr von Spätschäden, auch durch relativ geringe Mengen (z. B. in Speisen und Getränken), ist vorhanden; vor allem wird eine cancerogene und/oder kocancerogene Wirkung angenommen.

Trichloracetaldehyd, CCl_3CHO, Chloral, ist ein wichtiges technisches Zwischenprodukt, z. B. für die Synthese von Agrochemikalien, aber als Chloralhydrat auch von pharmazeutischem Interesse (Hypnotikum). Die Inhalation von Chloral führt zu einer Vergiftung, die der durch Phosgen gleicht. Bei längerem Gebrauch als Medikament können chronische Vergiftungserscheinungen auftreten; Herzmuskelschäden, Leberschäden, psychische und physische Abhängigkeit im Sinne einer Drogensucht („Chloralismus") sind beschrieben worden. Schon 10···16 g Chloralhydrat (bei Herzkranken bereits 5 g) können tödlich wirken. Die anderen halogenierten aliphatischen Aldehyde haben vorerst keine technische Bedeutung.

Von den aromatischen Aldehyden sei als Beispiel lediglich der *Benzaldehyd* genannt. Er hat toxikologisch nur insofern eine gewisse Bedeutung, als er zeitweise Verwendung in der Aromaherstellung (Bittermandelöl-Ersatz) gefunden hat. Die letale Dosis für Erwachsene liegt bei 50···60 g.

Die halogenierten sowie die nitrierten Derivate des Benzaldehyds sind zwar giftiger als Benzaldehyd, sie kommen jedoch nur für spezielle organische Synthesen in Betracht und sollen daher nicht näher erörtert werden.

2.2.4. Ketone

Ketone sind Oxidationsprodukte sekundärer Alkohole. In der Natur kommen sie beispielsweise als Terpenketone in ätherischen Ölen vor. Auch technisch haben einige Ketone Bedeutung. Neben ihrer Verwendung als Ausgangsstoffe für die Produktion z. B. von Farbstoffen, Riechstoffen und Schädlingsbekämpfungsmitteln wie auch für Pharmaka, finden Ketone bei der Herstellung von Kunstharzen sowie als Lösungs- und Abbeizmittel einen vielfältigen Einsatz.

Das technisch wichtigste Keton ist das *Propanon*, CH_3COCH_3, bekannt als *Aceton* (auch Dimethylketon oder Essiggeist genannt).

Als Vergiftungsursache kommen die akzidentelle Inhalation von Dämpfen und die perorale Aufnahme in Betracht. Aceton ist toxikologisch eine relativ harmlose Substanz; akute Vergiftungen sind selten (LD ca. 75 m*l* p. o.). Der genaue Wirkungsmechanismus ist nicht bekannt. Die Aufnahme erfolgt über Digestions- und Respirationstrakt und gegebenenfalls auch über die Haut. Die Ausscheidung geschieht mit der Atemluft (nach Oxidation zu CO_2) und mit dem Harn.

Im normalen Blut und Harn tritt Aceton spurenweise auf; bei Diabetikern steigt der Acetongehalt stark an.

Die Symptomatik der Acetonvergiftung ist durch eine mäßige

Reizung der betroffenen Schleimhäute und eine narkotische Wirkung (wie bei Ethanol) gekennzeichnet. In schweren Fällen kann es nach einer Latenzzeit von ca. 6 Stunden zum Erbrechen unter Blutbeimengung kommen, einhergehend mit Schwindelgefühl, Blutdruckabfall und Rauschzustand (evtl. Narkose). Der Tod kann durch Atemlähmung eintreten. Oft sind Leber- oder Nierenschäden nachweisbar. Bei chronischer Vergiftung gelten als einziges Symptom schwere bis schwerste Kopfschmerzen.

Butanon (Methylethylketon, $CH_3COC_2H_5$) hat technisch u. a. Bedeutung als Lösungsmittel für Vinylharze und Nitrozelluloselacke. Die narkotische und schleimhautreizende Wirkung ist entschieden größer als die des Acetons. Gleiches gilt auch für das 2-*Pentanon* (Methylpropylketon, $CH_3COC_3H_7$), das ähnlich wie Butanon ein technisch genutztes Lösungsmittel sowie ein Zwischenprodukt für organische Synthesen ist.

Unter den Derivaten seien die Halogenketone erwähnt, die gelegentlich noch in sogenannten Polizeiwaffen als „Tränengase" genutzt werden. Es handelt sich dabei um Bromaceton sowie um Brom- und vor allem Chloracetophenon (CN-Stoff). Neben der intensiven tränenreizenden (lakrimogenen) Wirkung können diese Halogenketone auf der Haut zu starken Reizungen führen; inhalativ treten massive Reizungen der oberen Luftwege auf. Herz-, Leber- und Nierenfunktionsstörungen sind möglich; auch die Gefahr von Spätschäden nach massiver Chloracetophenonwirkung wird neuerdings diskutiert (Krebs!).

2.2.5. *Toxische aliphatische Fluorcarbonverbindungen*

Vorbemerkung

Die Entdeckung der Fluoressigsäure geht auf SWARTS in Belgien zurück, der diese Verbindung 1896 synthetisierte. Die hochtoxischen Eigenschaften der Fluoressigsäure sowie zahlreicher anderer aliphatischer Fluorverbindungen blieben lange unbekannt bzw. unbeachtet. 1930 wurde erstmals eine praktische Anwendung der Fluoressigsäure vorgeschlagen; in einer Patentanmeldung wird die Verbindung als Mottenschutzmittel genannt. Die systematische Bearbeitung der toxischen Fluorcarbonverbindungen begann erst im Jahre 1934, als SCHRADER im Auftrage der IG Farben organische Säurefluoride auf ihre Verwendungsmöglichkeit als Pflanzenschutz- und Schädlingsbekämpfungsmittel erforschte.

Unabhängig von den Forschungen der IG-Farben AG wurden am Warschauer Polytechnikum von GRYSZKIEWIECZ-TROCHIMOWSKI und Mitarb. in den Jahren 1935 bis 1939 zahlreiche Arbeiten über 2-Fluorethanol und Fluoressigsäurederivate ausgeführt. 1939 gelang den an diesen Arbeiten beteiligten polnischen Chemikern die Flucht nach England. Die englische Armee griff die in Polen gemachten Entdeckungen auf und organisierte ein großangelegtes militärchemisches Forschungsprogramm. Nach 1945 publizierten SAUNDERS, MCCOMBIE, STACY und ihre Mitarbeiter eine Reihe bedeutsamer Ergebnisse dieser im zweiten Weltkrieg ausgeführten Arbeiten.

Zum Wirkungsmechanismus: PETERS wies nach, daß die Vergiftung mit Fluoressigsäure und ihren Derivaten auf einer Blokkierung des Tricarbonsäurezyklus beruht. Die Fluorcarbonsäure greift in diesen Zyklus ein, indem sie ihr Fluor an die Citronensäure abgibt.

$F{-}CH_2COOH \rightarrow F{-}CHCOOH$
$\quad\quad\quad\quad\quad\quad\quad\quad |$
$\quad\quad\quad\quad\quad\quad\quad\quad C(OH)COOH$
$\quad\quad\quad\quad\quad\quad\quad\quad |$
$\quad\quad\quad\quad\quad\quad\quad\quad CH_2COOH$

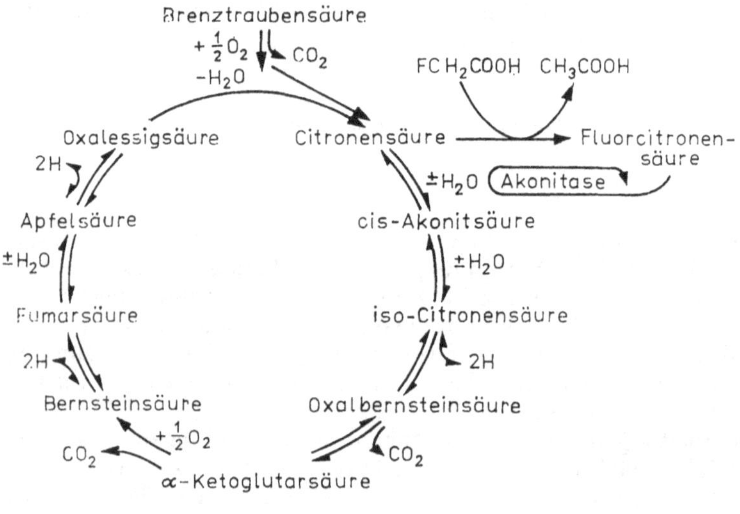

Abb. 25. Citronensäurezyklus

Diese Fluorcitronensäure ist das eigentliche toxische Agens! Die in den Mitochondrien vorkommende Akonitase, die für die Umwandlung von cis-Aconitsäure in Citronen- oder iso-Citronensäure verantwortlich ist, wird dadurch beeinträchtigt. Es läßt sich zeigen, daß die Fluorcitronensäure mit der Citronensäure um die Aconitase konkurriert. Dieser biochemische Mechanismus (der nur als in vivo-Reaktion vonstatten geht!) ist ein Beispiel für eine sogenannte letale Synthese, das heißt der Bildung einer toxischen Verbindung im Moment des Eingriffes in das biochemische Geschehen des Organismus.

Aus der Fülle der Versuchsunterlagen über mono-Fluoracetate hat SAUNDERS die generelle Folgerung abgeleitet, daß jede Verbindung, die Fluoressigsäure bzw. die Gruppierung $F-CH_2-CO$ durch einen einfachen biochemischen Prozeß bilden kann, toxisch ist. Das heißt, daß auch alle Ester, Amide, Halogene und Anhydride sowie Verbindungen, die Fluoressigsäure durch Oxidation bilden können, eine analoge Wirkung wie die Fluoressigsäure entfalten können.

Wie aus der Tab. 12 hervorgeht, sind die toxischen Konzentrationen für die einzelnen Tierarten sehr unterschiedlich.

2-Fluorethylalkohol, $F-CH_2-CH_2-OH$, Fluorethanol, ist eine ethanolartig riechende Flüssigkeit und der bekannteste Vertreter der Fluoralkohole. Diese sind im Falle geradzahliger Kohlen-

Tabelle 12

Die Toxizität des Natriumfluoracetats (nach CHENOWETH)

Tiergattung	LD_{50} in mg/kg	Art der Verabreichung
Hund	0,06	i.v.
Katze	0,2	i.v.
Schaf	0,3	oral
Meerschweinchen	0,35	i.p.
Kaninchen	0,5	i.v.
Pferd	1,0	oral
Mensch	~2*)	oral
Ratte	5	i.p. oder s.c.
Maus	7	i.p.
Frosch	150	s.c.
südafrikanische Klauenkröte	500	i.p.

* Man kennt höhere Homologe mit einer LD_{50} von 0,01 mg/kg

Tabelle 13

LD_{50}-Werte für Fluorcarbonverbindungen (nach F. L. M. PATTISON)

Formel der Säure	LD_{50} für Mäuse (intraperitoneal) in mg/kg	Formel des Alkohols	LD_{50} für Mäuse (intraperitoneal) in mg/kg
FCH_2COOH	6,6	FCH_2CH_2OH	10
$F(CH_2)_2COOH$	60	$F(CH_2)_3OH$	46,5
$F(CH_2)_3COOH$	0,65*	$F(CH_2)_4OH$	0,9
$F(CH_2)_4COOH$	> 100	$F(CH_2)_5OH$	> 100
$F(CH_2)_5COOH$	1,35	$F(CH_2)_6OH$	1,24
$F(CH_2)_6COOH$	40	$F(CH_2)_7OH$	80
$F(CH_2)_7COOH$	0,64	$F(CH_2)_8OH$	6,0
$F(CH_2)_8COOH$	> 100	$F(CH_2)_9OH$	32
$F(CH_2)_9COOH$	1,5*	$F(CH_2)_{10}OH$	1,0
$F(CH_2)_{10}COOH$	57,5	$F(CH_2)_{11}OH$	> 100
$F(CH_2)_{11}COOH$	1,25	$F(CH_2)_{12}OH$	1,5
$F(CH_2)_{17}COOH$	5,7	$F(CH_2)_{18}OH$	4,0

* Es wurde Natriumsalz verwendet

stoffatom-Verhältnisse wesentlich giftiger sind als bei ungeradzahligem Verhältnis (s. Tab. 13).

Einige der toxischen Vertreter, insbesondere der 2-Fluorethylalkohol und seine Carbon- sowie Fluorcarbonsäureester waren zunächst als Schädlingsbekämpfungsmittel geprüft, dann jedoch kurz vor und im II. Weltkrieg als chemische Kampfstoffe erprobt worden; sie wurden dann allerdings als chemische Kampfstoffe von den Fluorphosphorsäureestern verdrängt. Heute werden Fluoralkohole und Fluorcarbonsäurederivate in der militärtoxikologischen Literatur als sogenannte Sabotagegifte (insbesondere für die Vergiftung von Nutztieren) genannt. In kleinen Mengen finden sie für Forschungszwecke in der Biochemie als Enzyminhibitoren begrenzte Anwendung.

Die Vergiftungsursache beruht nahezu ausschließlich auf der Verwechslung. Der Wirkungsmechanismus liegt in dem Eingriff in den Citronensäurezyklus (Bildung von Fluorcitronensäure und damit Inhibierung der Aconitase) begründet. Da der biochemische Abbau aller dieser Fluorcarbonverbindungen über die β-Oxidation der entsprechenden Carbonsäuren verläuft, wird die konstitutionsabhängig alternierende Wandlung der Toxizität verständlich (s. Tab. 13).

Analoge Verhältnisse findet man bei homologen Reihen anderer mono-Fluorcarbonverbindungen, was den einheitlichen Abbaumechanismus eindeutig belegt.

Bemerkenswert sind die besonders hohe Empfindlichkeit zahlreicher Nutztiere gegen Fluorethylalkohol und verwandte Fluorcarbonverbindungen und das Fehlen jeglicher postmortaler Anhaltspunkte für das verursachende Gift auf Grund des Fehlens spezifischer analytisch verwendbarer Nachweis- und Bestimmungsmethoden.

Symptomatik und Therapie: Im Vordergrund der Symptomatik einer Vergiftung durch Fluorcarbonsäurederivate stehen tonisch-klonische Krämpfe, Herzstörungen und alle Erscheinungsbilder schwerster Übelkeit.

Über die Giftwirkung auf den Menschen liegen einander widersprechende Angaben vor. Die hauptsächlichen toxischen Wirkungen der Fluoressigsäure und ihrer Derivate betreffen beim Menschen das zentrale Nervensystem und das Herz.

Über die Therapie der Vergiftungen durch aliphatische Fluorverbindungen, insbesondere der Vergiftungen durch Fluoressigsäure und ihre Derivate ist noch wenig bekannt. Sowohl bei Tiervergiftungen als auch bei Menschen ist eine „Alkoholtherapie" sinnvoll, wenn Ethanol in einem möglichst frühen Vergiftungsstadium gegeben wird. Unter der Vielzahl der als mögliche Gegenmittel getesteten Verbindungen haben das von M. B. Chenoweth und seinen Mitarbeitern 1951 aufgefundene Glycerinmonoacetat, das heute als das eigentliche Antidot gilt, sowie das von S. Gitter und seinen Mitarbeitern zur Therapie der Fluoracetatvergiftungen eingeführte Acetamid praktische Bedeutung erlangt.

2.2.6. *Toxische phosphororganische Ester*

Sieht man von den zunächst unbeachtet gebliebenen und erst nach Jahren in ihrer weittragenden Bedeutung erkannten kurzgefaßten Mitteilung von Lange und v. Krüger über die physiologische Wirkung einiger Fluorphosphorsäureester ab, so ist die biologische Aktivität phosphororganischer Verbindungen erstmals Ende der dreißiger Jahre — zunächst am Beispiel der unsubstituierten Triarylphosphorsäureester, speziell am ortho-Tricresylphosphat — für den Toxikologen interessant geworden. Wenige Jahre danach beanspruchte dann die biologische Wirkung der „Schraderschen Phosphorsäureester" nahezu ausschließlich die Aufmerksamkeit der Toxikologen. Es ist beeindruckend, daß in annähernd 30 Jahren von SCHRADER und seinen Mitarbeitern ca. 22500 Verbindungen synthetisiert wurden, von denen auf Grund biologischer Testungen an Schädlingen 2300 zum Patent angemeldet worden sind und lediglich 24 davon alle Hürden bis zum handelsreifen Präparat nehmen konnten.

Der hauptsächliche Grund für die von der phosphororganischen Chemie ausgehenden Stimulierung der toxikologischen Forschung liegt wohl darin begründet, daß hierbei erstmals die molekularen Mechanismen der Giftwirkung in einer Weise transparent wurden, wie dies vorher nur erahnt, aber nicht in so eindrucksvoller Art messend verfolgt und chemisch „maßgerecht" beeinflußt worden ist. Mit Hilfe solcher Phosphorsäureester wie Di-isopropyl-fluorphosphat (DFP) und Paraoxon (E 600) gelang es, den enzymatischen Mechanismus wichtiger Hydrolasen, ihre Inhibierung und wesentliche Einzelheiten der aktiven Zentren z. B. der Acetylcholinesterase aufzuklären.

Trotz umfangreicher Bemühungen personell und technisch hervorragend ausgestatteter Forschungsgruppen in aller Welt sind allerdings auch heute die einzelnen Stufen der enzymatischen Inhibierung durch phosphororganische Verbindungen noch nicht restlos aufgeklärt. Auch für die genaue Struktur des esteratischen und des anionischen Zentrums der „Serinenzyme", insbesondere der Acetylcholinesterase und der Acetylcholin-Acylhydrolase (früher auch als Serum-Cholinesterase oder Pseudo-Cholinesterase bezeichnet) herrscht noch keine restlos übereinstimmende Auffassung. Der Umesterungshypothese steht die CUMMINGHAMsche Umacylierung entgegen, die ebensowenig genau beweisbar ist, wie die von PORTER, RYDON und SCHOFIELD aufgestellte und von BENDER sowie HEILBRONN abgelehnte Oxazolin-Hypothese. Aus diesen interessanten Hypothesen und experimentellen Studien der Biochemiker und der Toxikologen läßt sich aber für die Synthese neuer phosphororganischer Pflanzenschutz- und Schädlingsbekämpfungsmittel die wichtige Folgerung ziehen, daß außer der phosphorylierenden Wirkung des Moleküls die „Seitenkette" des Inhibitors, die mit dem anionischen Zentrum des Enzyms korrespondiert (z. B. über COULOMBsche oder VAN DER WAALSsche Kräfte und über Wasserstoffbrücken), von großer Bedeutung für das Ausmaß der Inhibiton ist.

In den letzten Jahren häufen sich allerdings Befunde über mutagene, teratogene, cancerogene und andere Schadeffekte phosphororganischer Pestizide, die mit der für die akute Giftwirkung hauptsächlich verantwortlich zu machenden Cholinesterasehemmung nicht erklärt werden können. Die diesen Manifestationen zugrunde liegenden genetisch determinierten Schädigungen von Keim- und Körperzellen konnten bei einer Reihe anderer Verbindungsklassen (z. B. bei Dialkylsulfaten, Alkylsulfonaten, Losten, Ethyleniminen, Epoxiden) in direkten Zusammenhang mit deren alkylierenden Eigenschaften gebracht werden. Da die meisten phosphororganischen Pestizide als Alkylester von Säuren des tetraedrischen Phosphors ebenfalls, wenn auch schwach, alkylierend wirken, besteht die Frage, ob auch bei ihnen eine kausale Beziehung zwischen alkylierenden Eigenschaften und Spätschäden besteht. Die Klärung dieses Problems ist für die gezielte Weiterentwicklung phosphororganischer Pestizide von erheblicher praktischer Bedeutung.

Inzwischen kennt man eine Reihe phosphororganischer Verbindungen (u. a. trizyklische Ester) von sehr hoher Toxizität, für die keiner der eben genannten bzw. in der toxikologisch-pharmakologischen Literatur diskutierten Wirkungsmechanismen in Betracht kommt. Die Konsequenzen hinsichtlich der Anwendung derartiger Gifte für mißbräuchliche militärische Zwecke sind offenkundig! (Vgl. hierzu auch die Darlegungen auf den S. 148ff.).

Für die chemisch-toxikologische Beurteilung des Reaktionsverhaltens phosphororganischer Verbindungen sind die Hydrolyse-Reaktionen von herausragendem Interesse (Abb. 26).

Im allgemeinen gelten derartige Hydrolyse-Reaktionen bei phosphororganischen Estern als Entgiftungs-Reaktionen bzw. als die Toxizität abschwächenden Reaktionen. Im Hinblick auf die akute Toxizität ist diese Annahme durchaus begründet. Es hat sich jedoch in den letzten Jahren immer deutlicher gezeigt, daß bei substituierten Phosphor- und Phosphonsäureestern die hydrolytische Abspaltung am „Alkyl"-Rest (Abb. 26a) zwar die akute Toxizität des zugrunde liegenden Phosphor- bzw. Phosphonsäureesters mindert, daß jedoch im Hinblick auf die Spätschadenproblematik die Übertragung eines Alkylrestes des betreffenden Esters unter in-vivo-Bedingungen toxikologisch von großer Bedeutung ist.

Alle am „Acyl"-Rest angreifenden hydrolytischen Prozesse (Abb. 26b) stellen echte Entgiftungsreaktionen dar, wenn nicht durch Folgereaktionen (z. B. Anhydridbildung) eine Toxizitätssteigerung auftritt. Die hydrolytische Abspaltung des Acylrestes ist außerordentlich stark von den Strukturparametern des jeweiligen Phosphor- bzw. Phosphonsäureesters abhängig, so daß die hydrolytischen Halbwertszeiten in der Reihe der phosphororganischen Ester von mehreren Monaten bis zu wenigen Minuten reichen. In

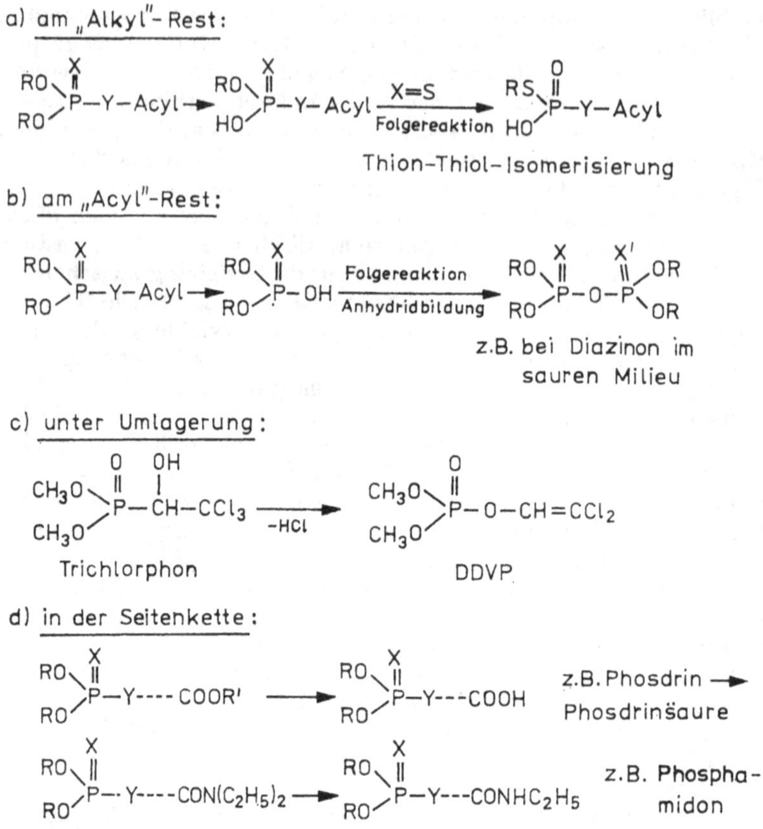

Abb. 26. Hydrolyse-Reaktionen

der Mehrzahl der Fälle sind diese hydrolytischen Spaltungen am Acylrest katalysierbar. Hervorgehoben sei das Beispiel der Cu-Ionen-katalysierten Hydrolyse, die erstmals beim Parathion beobachtet wurde. Die Möglichkeit, durch bestimmte Schwermetallionen (insbesondere des Kupfers), aber ebenso auch durch einige Anionen die entgiftende Spaltung von Phosphor- und Phosphonsäureestern katalytisch zu beschleunigen, hat für eine Reihe von wichtigen Vertretern dieser Verbindungsklasse militärische Bedeutung erlangt.

Die unter Umlagerung verlaufenden Hydrolyse-Reaktionen

(Abb. 26c) können für das angegebene Beispiel des Übergangs von Trichlorphon in DDVP auch als Dehydrohalogenierung aufgefaßt werden. Im vorliegenden Falle sind sie mit einer erheblichen Toxizitätssteigerung verbunden (Trichlorphon LD_{50} Ratte oral 630 mg/kg; DDVP dt. 80 mg/kg). Beim DDT ist dagegen der Dehydrohalogenierungsprozeß eine echte Entgiftungsreaktion, da er zu dem ungiftigen Ethylenderivat führt. Für Hydrolyse-Reaktionen in der Seitenkette (Abb. 26d) sei an das Beispiel des Übergangs von Phosdrin zu Phosdrinsäure bzw. an das Phosphamidon erinnert.

Einige der vorstehend genannten Hydrolyse-Reaktionen sind unter in-vivo-Bedingungen sehr stark speziesabhängig, was auf das unterschiedliche „Enzym-Muster" der jeweiligen Spezies und die hohe Strukturspezifität der betreffenden Rezeptoren hinweist.

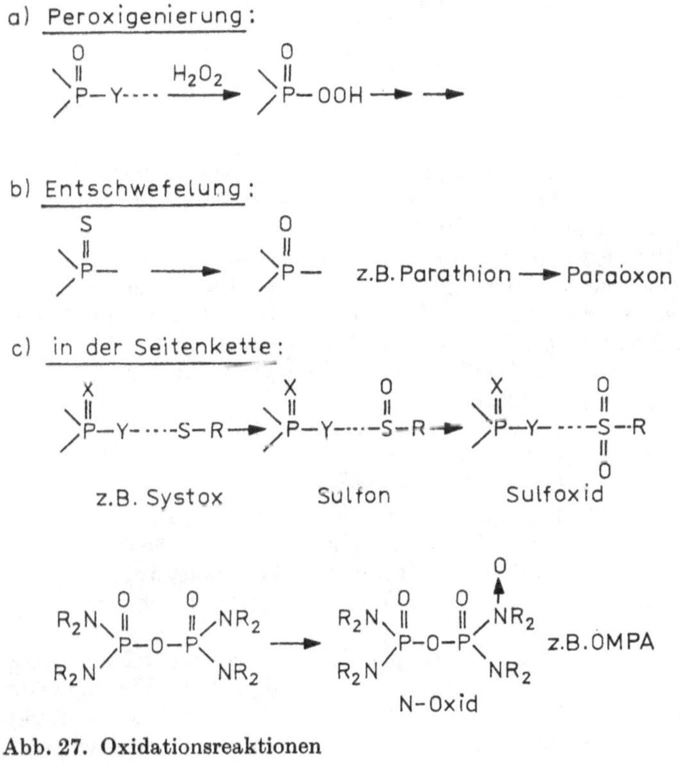

Abb. 27. Oxidationsreaktionen

Die zweite große Gruppe toxizitätswandelnder Metabolisierungsprozesse umfaßt die Oxidationsreaktionen (Abb. 27).

Ob die Peroxigenierung (Abb. 27a) unter in-vivo-Verhältnissen vorkommt, ist bisher nicht mit Sicherheit erwiesen. Es besteht jedoch die Vermutung, daß die bei einigen phosphororganischen Verbindungen beobachteten günstigen Strahlenschutzeffekte eventuell mit einer derartigen Peroxigenierungsreaktion im Zusammenhang stehen könnten. Der Peroxigenierung kommt insofern eine große Bedeutung zu, weil die entgiftende Spaltung substituierter Phosphor- bzw. Phosphonsäureester in einigen Fällen durch Wasserstoffperoxid gegenüber der alkalischen Hydrolyse etwa um das 50fache beschleunigt wird. Des weiteren ist diese Peroxigenierung für den analytischen Nachweis solcher phosphororganischen Verbindungen mit Hilfe der SCHÖNEMANN-Reaktion sehr wichtig, da hier ein intermediär gebildeter Peroxidphosphorsäure- bzw. -phosphonsäureester des Typs

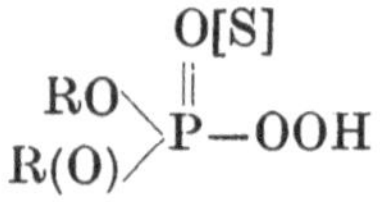

mit der farbgebenden Komponente (z. B. Benzidin oder o-Dianisidin) oder einem Luminiszenzindikator (z. B. Luminol) sehr empfindlich, hinreichend spezifisch und bei Einhaltung gewisser Versuchsbedingungen auch quantitativ auswertbar reagiert.

Die oxidative Aktivierung, die bei der Entschwefelung von Thionophosphorsäureestern abläuft (Abb. 27b), ist toxikologisch von enormer Bedeutung und am Beispiel des Übergangs von Parathion (E 605) in Paraoxon (E 600) sowie von Famaphos in Famoxon eingehend untersucht worden.

Für die Toxizitätswandlungen in der Reihe der Thiolphosphorsäureester sind die Oxidationsprozesse in der Seitenkette außerordentlich wesentlich (Abb. 27c). Der Übergang des Systox in das entsprechende Sulfon und dessen weitere Reaktion zum Sulfoxid sind hierfür hinlänglich bekannte Beispiele. (Im Falle des Thimet beginnt der Abbau mit der Oxidation der Thioethergruppe, und erst dann findet der Ersatz des Thionoschwefels durch Sauerstoff statt.)

Ein weiteres instruktives Beispiel für Oxidationsreaktionen in der Seitenkette bietet der Übergang des Schradan (OMPA) in das entsprechende N-Oxid. Dieses N-Oxid geht dann in einer weiteren Reaktion in die 500000fach geringer toxisch wirksame Hydroxyl-

a) Sulfoniumsalze:

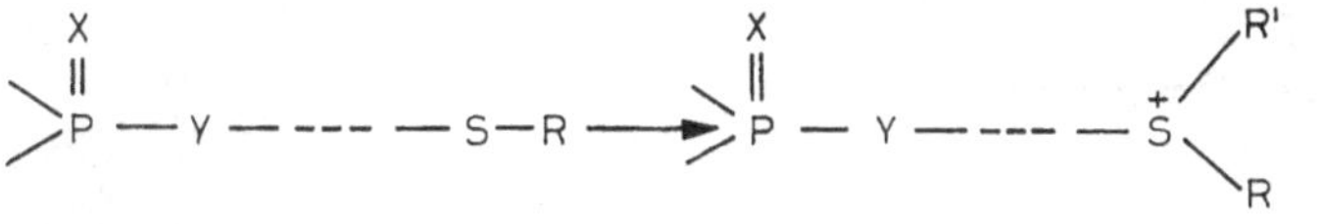

z.B. Systox

b) Ammoniumsalze:

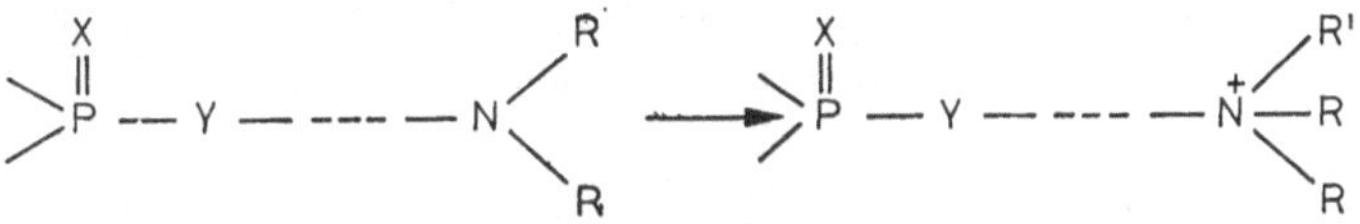

z.B. Amiton

Abb. 28. Bildung von Oniumsalzen

amin-Form über. Analoge Reaktionen der N-Oxid-Bildung hat man beim Dimefox, Azodrin, Bidrin und anderen. In diesem Zusammenhang ist auch die oxidative Entmethylierung zu erwähnen, bei der z. B. eine tertiäre Amingruppierung in das betreffende Amin unter gleichzeitiger Bildung von Formaldehyd übergehen kann.

Allen diesen Oxidations-Reaktionen liegt im Sinne der Oxidation als „Aktivierungsfaktor" eine Art Transportform-Wirkform-Prinzip zugrunde. Man kann auch, wie es von PETERS unter anderen Gesichtspunkten bei den Fluoracetaten formuliert wurde, von einer „letalen Synthese" sprechen.

Es sei noch erwähnt, daß man durch die biochemischen Studien zu dieser Problematik neben den sogenannten „Oxonasen" seit 1964 auch Hinweise auf analoge „Thionasen" hat, d. h. auf direkt Thionoester hydrolysierende Enzyme. Derartige Thionasen haben für das Verständnis der Resistenz-Probleme Bedeutung.

Für toxizitätswandelnde Reaktionen der Phosphor- und Phosphonsäureester ist die Bildung von Oniumsalzen außerordentlich wichtig (Abb. 28).

Sowohl die Sulfoniumsalze als auch die Ammoniumsalze sind gegenüber den zugrunde liegenden Neutralverbindungen um ein Vielfaches toxischer. Dabei kann die Bildung von Oniumsalzen sowohl durch intramolekulare als auch durch intermolekulare Alkylierung erfolgen, abgesehen von der Möglichkeit der direkten

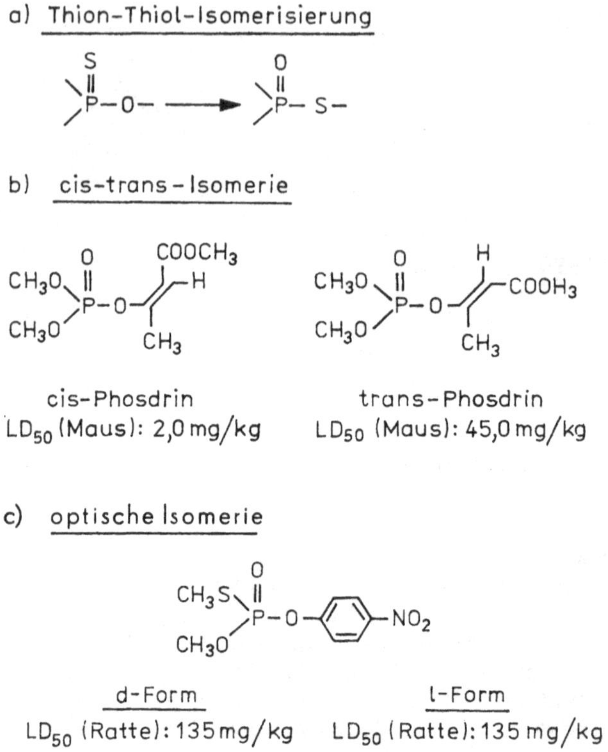

Abb. 29. Isomerisierungsreaktionen

Synthese derartiger Oniumsalze auf Grund von Umsetzungen mit entsprechenden Alkylierungsmitteln, wie beispielsweise Dimethylsulfat.

An dieser Stelle sei daran erinnert, daß ausgehend von derartigen Oniumsalzen des Systox- und des Amiton-Typs extrem toxische chemische Kampfstoffe entwickelt wurden, die man heute unter dem Begriff der sogenannten V-Stoffe zusammenfaßt (vgl. S. 153).

Die vierte große Gruppe von Umsetzungen in der Reihe der Phosphor- und Phosphonsäureester sind im engeren Sinne die Isomerisierungs-Reaktionen (Abb. 29).

Die Thiono- und Thiol-Isomerisierung ist an erster Stelle zu nennen; sie wirkt sich überwiegend im Sinne einer Toxizitätssteigerung beim Übergang der Thionoverbindung in das entsprechende Thiolisomere aus (Abb. 29a).

Sehr wichtig, aber noch nicht ausreichend bearbeitet ist die cis/trans-Isomerie von Vinylphosphaten (Abb. 29b), für die das Phosdrin ein allgemein bekanntes Beispiel darstellt. So beträgt hier die LD_{50} (Maus) des cis-Isomeren 2 mg/kg gegenüber einer LD_{50} (Maus) des trans-Phosdrin von 45 mg/kg (im technischen Gemisch liegen ca. 60% als cis-Isomere vor).

Ebenfalls noch nicht ausreichend durchforscht, aber von großem chemisch-toxikologischem Interesse ist die optische Isomerie, die ebenfalls bei den bisher bekannt gewordenen Beispielen mit erheblichen Toxizitätsunterschieden der D-Form gegenüber der L-Form verknüpft ist (Abb. 29c).

Es sei nachdrücklich betont, daß sämtliche vorstehend genannten Metabolisierungsprozesse je nach Spezies und Reaktionsmilieu parallel oder nacheinander in unterschiedlichem Ausmaß verlaufen können. Sie sind damit sowohl für den Synergismus als auch für den Antagonismus sowie für die Resistenz-Problematik von ausschlaggebender Bedeutung.

Für die chemische und die medizinische Toxikologie hat aber das Reaktionsverhalten der Pestizide und im speziellen Fall der phosphororganischen Verbindungen nicht nur hinsichtlich der Wirkstoffe selbst, sondern ebenso auch im Hinblick auf die entsprechenden Antidote erhebliche praktische Konsequenzen.

Es gilt heute als gesichert, daß bei einer Vergiftung durch phosphororganische Ester im ersten Stadium die phosphorylierte Acetylcholinesterase (AChE) in vitro wie auch in vivo noch regenerierbar ist, daß aber in Abhängigkeit von den Alkylgruppen des Phosphorylrestes eine „Alterung" der AChE stattfindet. Derart gealterte AChE kann dann nicht mehr durch das Antidot Pyridinaldoxim-Methyliodid (PAM) reaktiviert werden, was nach dem gegenwärtigen Kenntnisstand darauf zurückzuführen ist, daß im phosphorylierten Serin eine Alkoxygruppe hydrolysiert wird und der so entstehende Diester hydrolytisch als weitgehend stabil angesehen werden kann. Auf andere Erklärungsmöglichkeiten, wie die O—N-Transphosphorylierung, die „Sechsring-Hydrolyse" oder die β-Eliminierung, kann im Rahmen dieser Darlegungen nicht eingegangen werden. Heute liegt im „Toxogonin" ein Produkt vor, das besser als das 2-PAM auch im Zentralnervensystem und für viele organische Phosphorsäurederivate (in der Kombination mit Atropin) lebensrettend sein kann (Abb. 30).

Es sei noch darauf aufmerksam gemacht, daß man gewisse neurologische Effekte, wie man sie von phosphororganischen Verbindungen des Typs TOCP sowie zahlreicher Fluorphosphate, z. B. Sarin, Dimefox oder DFP, aber auch von Trithiolphosphiten und -phosphaten, wie DEF und Folex, kennt, weder hinsichtlich des genauen Wirkungsmechanismus der Vergiftung noch hinsichtlich der therapeutischen Möglichkeiten beherrscht. In besonderem Maße trifft dies für die vielschichtige Problematik der Spätschäden zu, für die die vorstehend genannten Wirkungsmechanismen (s. S. 132f.) nur begrenzt und teilweise gar nicht zutreffen.

Nachfolgend wird deshalb in Ergänzung zu den summarischen Feststellungen auf S. 132f. noch auf diese Spätschadenfrage eingegangen.

Zunächst einige Bemerkungen über mutagene Effekte phosphororganischer Verbindungen:

Die Mutagenitätsprüfung einer Reihe phosphororganischer Pestizide hat gezeigt, daß nicht nur die als Chemosterilantien und Zytostatika einsetzbaren Ethyleniminderivate (z. B. TEPA und THIOTEPA), sondern — wenn auch in geringerem Ausmaß — Alkylester von Säuren des tetraedrischen Phosphors genetisch wirksam sind.

Es überrascht nicht, wenn sich phosphororganische Pestizide, die bei Mikroorganismen deutlich mutagen wirken, im Dominanten-Letal-Test an der Maus als inaktiv erweisen (z. B. Dichlorvos). Für

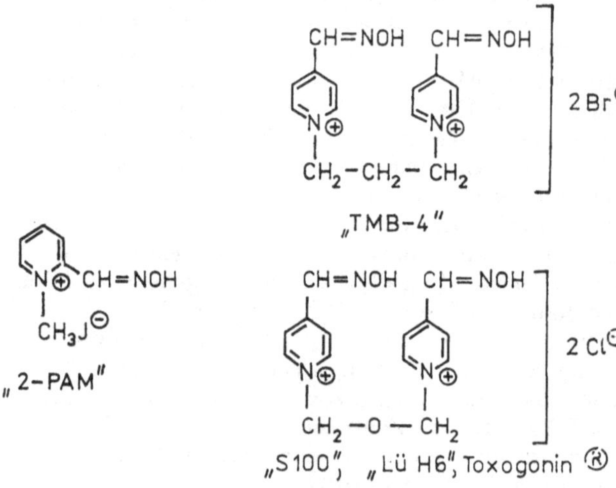

Abb. 30. Cholinesterase-Reaktivatoren

Trimethylphosphat und Trichlorphon ist die mutagene Wirkung am Warmblüter ein gesicherter Fakt. Chromosomenschäden an Lymphozyten nach Einwirkung von Phosphorsäurealkylestern deuten darauf hin, daß Pestizide dieses Typs auch für den Menschen ein genetisches Risiko darstellen können.

Verständlicherweise werden verstärkt auch die teratogenen Effekte dieser Verbindungsklasse näher untersucht. Im Tierversuch wurden embryotoxische und teratogene Effekte pestizider Phosphorsäureester an verschiedenen Spezies beobachtet. Mißbildungen, meist in Form von Skelettanomalien, resultieren z. B. mit Azodrin, Diazinon, Dichlorvos, Parathion und Phosphamidon. An der Ratte erwies sich Trichlorphon nach Inhalation als teratogen. Beim Menschen wurde das Absterben von Feten und die Mißbildung der kindlichen Extremitäten nach Vergiftungen mit Methylparathion beobachtet. Die Untersuchungen sind noch nicht abgeschlossen.

Von herausragendem Interesse sind die Studien über die cancerogene, d. h. die krebserzeugende Wirkung der phosphororganischen Verbindungen. Für phosphororganische Pestizide findet sich zu Beginn der siebziger Jahre in der wissenschaftlichen Literatur der erste Hinweis auf eine mögliche cancerogene Wirkung des Trichlorphon. Die Frage nach der cancerogenen Wirkung phosphororganischer Verbindungen muß man auch im Blick auf die präkarzinogenen Wirkungen stellen. Insbesondere die hepatotoxischen und hämatotoxischen Effekte verdienen hierbei besondere Beachtung. Solche Wirkungen phosphororganischer Pestizide sind bereits seit nahezu dreißig Jahren bekannt. Die cancerogene, hepatotoxische und hämatotoxische Wirkung von Trichlorphon und Dimethoat konnte erstmals bei Mäusen nachgewiesen werden; allerdings liegen auch Befunde vor, die es nahelegen, keine endgültigen und auf die menschliche Population bezogenen Aussagen zu machen. Den Empfehlungen der WHO folgend, sollte jedoch die Herstellung und Handhabung dieser phosphororganischen Verbindungen mit gebotener Vorsicht betrieben werden.

Die Gefahren, die sich durch Inhalation oder perkutane Resorption von Dämpfen und Stäuben phosphororganischer Verbindungen ergeben können, müssen eindringlicher als bisher dargestellt werden.

Die Forderungen nach einem generellen Verbot phosphororganischer Pestizide stellen keine Problemlösung dar, da vorerst nicht auf den Einsatz dieser hochwirksamen Verbindungen verzichtet werden kann.

2.3. *Gifte in der Umwelt*

Die Problematik der Umweltbelastung durch industrielle Gifte ist heute ein weltweit diskutiertes Thema. Es wird oftmals emotional erörtert, bedingt nicht zuletzt daher, daß Toxikologen wie Chemiker in dieser Hinsicht großen Wissenslücken gegenüberstehen.

Jedem in der industriellen Praxis tätigen Chemiker ist bekannt, wie begrenzt oftmals die Übertragbarkeit von Laboratoriumsversuchen auf technische Betriebsbedingungen ist. Hier aber gelangt man bereits zu des Pudels Kern: Stoffkenntnis umfaßt in zunehmendem Maße die Kenntnis des Verhaltens der Stoffe in der molekularen Umwelt unserer Biosphäre.

Wie steht es nun mit diesen Kenntnissen über das chemische Reaktionsgeschehen außerhalb des Laboratoriums, mit den Kenntnissen des Verhaltens der Stoffe in den überdimensionalen Reaktionsgefäßen der Atmosphäre, der Gewässer und des Bodens?

— Welche Schwefeloxid- oder Stickoxid-Moleküle gibt es wirklich in der Atmosphäre?
— Stimmt die Kinetik des Phosgenzerfalls auch für die Verhältnisse bei hoher oder bei geringer Luftfeuchtigkeit?
— Wo ist der Erdboden nur indifferenter Träger und wo zersetzender Katalysator, z. B. für die eingebrachten Ammoniumsalze, den Harnstoff oder die Herbizide?
— Welche chemischen Abbauprozesse in der Natur sind Entgiftungsvorgänge, und wo führt eine toxizitätswandelnde Metabolisierung zu sekundären Schadstoffen?
— Was sind die Voraussetzungen und wo liegen die Grenzen der Bewertung des Verhaltens der Stoffe in der Umwelt?

Schon aus diesen sehr allgemein gehaltenen Fragen ist zu ersehen, daß hier Probleme zu lösen sind, die für die Chemie der ersten Hälfte dieses Jahrhunderts gar nicht bestanden oder die bestenfalls Außenseiterinteresse fanden, wenn sie überhaupt erörtert wurden.

Die Chemie der früheren Jahrzehnte hatte sich vorzugsweise auf die Umsetzung der Laboratoriumsbefunde in die technische Dimension, d.h. ihre Realisierung in Stahl und Eisen, zu konzentrieren. Dies geschieht zwar auch noch gegenwärtig, aber es werden mit immer größerer Dringlichkeit und Unausweichlichkeit der chemischen Industrie vom Gesetzgeber (d. h. von der Gesellschaft)

Auflagen erteilt, die wesentlich stärker als früher den Schutz der Umwelt betreffen.

Die materiellen Aufwendungen für umfassende Problemlösungen sind allerdings außerordentlich hoch.

Für die umfassende ökologisch-toxikologische Testung einer Umweltchemikalie werden heute international 80000 bis 100000 Mark veranschlagt; es gibt Beispiele für Agrochemikalien, bei denen diese Testkosten sogar das 4- bis 5fache betragen haben, bis das Produkt seine Marktfähigkeit erlangt hatte. Mit der weiteren Verfeinerung der Testmethodik sowie im Einklang mit neuen Sicherheitsauflagen in den nächsten Jahren wird die chemische und verwandte Industrie bei der Entwicklung neuer Erzeugnisse für den internationalen Markt Kosten für die toxikologische Testung mit 500000 Dollar pro Produkt zu tragen haben.

Weltweit werden heute etwa 50000 Substanzen in schätzungsweise einer Million Zubereitungen mit einer Gesamtmenge von mehreren hundert Millionen Jahrestonnen hergestellt, gehandelt und verbraucht. Diese Substanzen bzw. ihre Zubereitungen ebenso wie die aus ihnen entstehenden Zersetzungs- bzw. Abbauprodukte faßt man unter dem Begriff „Umweltchemikalien" zusammen. Definitionsgemäß sind demnach Umweltchemikalien alle jene Substanzen, die durch menschliche Tätigkeit in die Umwelt gelangen oder als Folge dieser Tätigkeit in der Umwelt entstehen, wobei dies beabsichtigt oder auch unbeabsichtigt der Fall sein kann.

Umweltchemikalien sind in ihrer überwiegenden Zahl für nahezu alle Ökosysteme Fremdstoffe, wenn man von den wenigen Fällen absieht, wo Abbauprodukte mit solchen Verbindungen identisch sind, die auch aus Naturstoffen gebildet werden.

Abhängig von der chemischen Struktur dieser Umweltchemikalien, ihrer Menge bzw. Konzentration sowie der Art und der Zeit der Einwirkung und allen sich daran knüpfenden Besonderheiten der Stoffwandlungen, der Akkumulationsvorgänge bzw. Speicherungen, aber ebenso auch synergistischer und antagonistischer Prozesse abiotischer wie auch biotischer Natur, werden diese Fremdstoffe für den Menschen, die Tiere oder die Pflanzen zu Schadstoffen.

Für die überwiegende Zahl der heute praktisch relevanten Umweltchemikalien liegen nur lückenhafte Kenntnisse über die Art und das tatsächliche Ausmaß von Schadwirkungen vor. Das Gefährdungspotential kann deshalb vorerst meist nur geschätzt werden.

Trotz dieser Situation können nur für eine vergleichsweise geringe Zahl von neuen Umweltchemikalien die anstehenden Fragen wirklich umfassend genug bearbeitet werden. Dies liegt nicht zuletzt an dem Nachholbedarf für Untersuchungen an technisch bedeutsamen Produkten, die teilweise schon jahrzehntelang im Gebrauch sind; weitere objektive Ursachen sind u. a.

- die schwierige analytische Erfaßbarkeit in den meist sehr geringen Konzentrationen bei gleichzeitiger Anwesenheit einer Vielzahl anderer, den Nachweis und die Bestimmung störender Produkte,
- die schwierige Erkennbarkeit der biologischen Wirkung, ihre Differenzierung im Einzelfall sowie ihre Auswirkung auf große Populationen,
- die ungenügenden Kenntnisse über die Ausbreitungsvorgänge in der Biosphäre und die dabei ablaufenden Stoffwandlungsprozesse,
- das Fehlen von verläßlichen Langzeitbeobachtungen an exponierten Personen und an Ökosystemen sowie die Schwierigkeit der Abgrenzung zu anderen Einwirkungsfaktoren,
- das erst am Anfang stehende biochemische Wissen über Repair-Prozesse bzw. die Beeinflußbarkeit der Repair-Kapazität des menschlichen Organismus.

Aber auch subjektive Ursachen sind für die unzureichenden Kenntnisse über das Gefährdungspotential der Umweltchemikalien mitverantwortlich. Es sind dies vor allem

- die teilweise bis heute andauernde prinzipielle Unterschätzung der Schadstoffbelastung der Umwelt sowie die damit verknüpfte Ignorierung von Gefährdungen künftiger Generationen,
- die ungenügende Mittelbereitstellung zur Modernisierung der technischen Ausstattung für die analytische Erfassung und Kontrolle von Umweltchemikalien,
- ungenügend durchdachte Forschungs- und Entwicklungsstrategien auf Grund falscher Tendenzeinschätzungen und damit selbstverschuldeter Nachlauf technisch längst vollzogener Veränderungen in der Wirtschaft und Gesellschaft,
- Diskrepanzen zwischen ökologischen Zielvorstellungen und ökonomischen Grenzen der Realisierbarkeit in einer Welt, die gegenwärtig jährlich 600 Milliarden Dollar für die Rüstung aufwendet,
- journalistische Überzeichnungen sowohl hinsichtlich nicht bewiesener Gefahren als auch bei der Überbewertung begrenzter

Umweltschutzmaßnahmen oder das Verschweigen von Sachverhalten, die die Bürger täglich vor Augen haben.

Wo aber liegt zur Zeit das eigentliche Kernproblem? Die Hauptsache für das Wechselspiel zwischen Chemie und Umwelt war, ist und bleibt die Frage nach dem Grad des Risikos, welches der Mensch in Relation zum jeweiligen Nutzen zu tragen sich bereit findet.

Die chemische Industrie kann schon seit vielen Jahrzehnten für sich in Anspruch nehmen, daß sie insgesamt zu den sichersten Industriezweigen zählt. Sie hat sich im Hinblick auf das umweltrelevante Verhalten ihrer Produkte schon vergleichsweise früh auf die Erfordernisse des Umweltschutzes eingestellt. In anderen Wirtschaftsbereichen war dies durchaus nicht der Fall; genannt seien hier nur die Landwirtschaft und das Verkehrswesen, die mehr denn je in einem technisch ungerechtfertigt hohen Maß zur Umweltbelastung mit Schadstoffen beitragen. Solche Umweltbelastungen werden dann — wider besseren Wissens! — sogar noch in pauschaler Weise „der Chemie" angelastet, die aber wohl kaum dafür verantwortlich zu machen ist, wenn Agrochemikalien nicht sachgerecht angewendet oder Motoren nicht richtig gewartet, Tankerhavarien verursacht werden.

Es ist angebracht, daran zu erinnern, daß beispielsweise in der DDR hinsichtlich der Berufskrankheiten die chemische Industrie erst den 5. Platz in der Volkswirtschaft einnimmt.

Wertet man die internationale Vergiftungsstatistik aus, so bekommt man ein noch wesentlich klareres Bild zur umwelttoxikologischen Gesamtsituation. Bei den schweren akuten Vergiftungen in den Industriestaaten stehen mit 60···65% die Medikamente absolut an der Spitze, wobei zu beachten ist, daß nur 5···6% der im Krankenhaus aufgenommenen Notfälle Vergiftungen sind.

Die chemisch-technischen Erzeugnisse, einschließlich der Haushaltchemikalien und der agrochemischen Produkte bewirkten 13 bis 14% der schweren akuten Vergiftungen.

Eine andere Situation besteht hinsichtlich der chronischen Intoxikationen und Spätschäden; die WHO ermittelte, daß z. B. Krebserkrankungen zu 70···80% auf Schadstoffaktoren in der Umwelt zurückgehen. Aber auch hierbei sind die direkt mit Chemikalien umgehenden Chemiearbeiter und die Anwohner in den Ballungsgebieten der Chemieindrustrie nach bisherigem Kenntnisstand nicht gefährdeter als die Bewohner industrieferner Gebiete.

Sämtliche Erhebungen der WHO und anderer Gremien belegen, daß die hauptsächlichen Risikofaktoren für die Krebserkrankungen ebenso wie für Herz-Kreislauf-Schäden und andere sogenannte Zivilisationskrankheiten hauptsächlich im Zigarettenrauchen, im unmäßigen Konsum hochprozentiger Alkoholika, im Medikamentenmißbrauch und in der Fehlernährung zu suchen sind. Daran schließen sich die verkehrsbedingten sowie die auf Hausbrand und auf veraltete Kraftwerke zurückzuführende Luftverunreinigungen an. Erst danach kommen die auf akute und chronische Einwirkungen von chemisch-technischen Erzeugnissen beruhenden akzidentellen Vergiftungen als Krankheitsursache in Betracht.

Dies zu konstatieren, ist keine Mohrenwäsche für die Chemie, sondern eine Klarstellung der tatsächlichen Situation, wie sie sich leider nicht genug in den Massenmedien widerspiegelt. Dies gilt auch angesichts der bestehenden Giftgesetzgebung und Umweltschutz-Verordnungen zahlreicher Länder festzustellen, die für sich allein — sozusagen auf dem bedruckten Papier — die anstehenden Probleme nicht zu lösen vermögen.

Gesetze sind nicht gleichbedeutend mit „mehr Sicherheit"! Nur größte Sorgfalt auch in den scheinbar kleinsten Belangen der Sicherheit, ständige Belehrung über vorhandene Vorschriften und Regelungen sowie das regelmäßige Training des Verhaltens bei extremen Situationen können die beste Gewähr dafür bieten, daß Risiken minimiert werden und den zwangsläufig vorhandenen Gefahren für den Menschen sowie seine Umwelt mit hoher Effektivität zu begegnen ist.

Einen wesentlichen Beitrag zu dieser Gefahrenminimierung leistet heute die chemische Toxikologie. Ihre präventive Rolle im Gesamtkomplex des Umweltschutzes ist durchaus noch nicht im erforderlichen Umfang bekannt und wohl auch gegenwärtig nicht immer erkannt bzw. anerkannt.

Die chemische Toxikologie befaßt sich hauptsächlich mit dem Reaktionsverhalten der Gifte unter den spezifischen Bedingungen der Organismen im engeren und der Umwelt im weiteren Sinne. Bei derartigen Reaktivitätsstudien zeigt es sich immer aufs neue, daß es für die Bewertung des Reaktionsverhaltens von Umweltchemikalien sehr wesentlich ist, daß bislang wenig beachtete Nebenreaktionen und daraus resultierende Beiprodukte außerordentlich bedeutsam werden können, wenn es um toxikologische Konsequenzen geht. Man denke hier auswahlweise an die im ppm- und ppb-Bereich liegende Bildung des TCDD bei der 2,4,5-Trichlorphenol-Synthese bzw. der Bildung der Dioxine im Explosionsfall, z. B. bei der Fa. BASF 1953 oder in Seveso 1976 und bei der Pyrolyse von 2,4,5-T auf damit besprühten Waldflächen, wie es bei den Napalm-Flächenbombardierungen, die solchen Sprühaktionen folgten, im Krieg gegen Vietnam seitens der USA geschah.

Zu den lange Zeit unbeachtet gebliebenen Verbindungen zählen auch polyhalogenierte Biphenyle. Erinnert sei ferner an das Problem der direkten und indirekten Alkylantien im Zusammenhang mit den genotoxischen Wirkungen solcher Verbindungen.

Von wesentlicher Bedeutung für die toxische Wirksamkeit eines Elementes oder einer Verbindung ist die in der Toxikologie bislang zu wenig beachtete Frage der Bindungsform. Sie kann insbesondere für die biologische Wirkung von Spurenelementen entscheidend sein, wie diesbezügliche Untersuchungen für Quecksilber, Blei, Vanadium, Chromium, Arsen, Cadmium und auch Aluminium verdeutlicht haben.

Die Bindungsform der Elemente und Verbindungen bedarf insgesamt hinsichtlich der Nahrungs- und Genußmitteltoxikologie einer weitaus stärkeren Beachtung, denn immerhin erfolgt die hauptsächliche Zufuhr von Fremd- und Schadstoffen für den Menschen durch den Nahrungs- und Genußmittelkonsum. Hierbei kann es sich um Umweltchemikalien als Kontaminanten von Lebensmitteln und Erntegütern ebenso wie um lagerungs- oder verarbeitungsbedingte Beimengungen handeln, denen man bislang zu wenig Aufmerksamkeit schenkte. Genannt seien hier auswahlweise nur die Aflatoxine, die Nitrosamine sowie Pestizidrückstände oder die Extraktions- und Lösungsmittelrückstände (wie Benzen und höhere Kohlenwasserstoffe, Halogenwasserstoffe) oder die aliphatischen C_4-C_6-Alkohole in Spirituosen (vgl. S. 120).

Diese wenigen Beispiele verdeutlichen, daß heute ohne chemisch-toxikologische Forschungen zur Struktur und Reaktivität von biologisch aktiven Verbindungen keine Bewertung der realen Gefährdung von Mensch und Umwelt erfolgen kann.

Alle derartigen Untersuchungen müssen dabei beachten, daß die Komplexität des Reaktionsgeschehens im Organismus des Menschen noch zusätzlich durch die ohnehin erst in den Anfängen erkannten metabolischen Prozesse des Stoffwechsels von Fremd- und Schadstoffen nicht nur durch die Interaktionen mit körpereigenen Substanzen vergrößert wird. Auch durch gleichzeitig verabfolgte Medikamente, durch Alkoholika, durch Tabakwaren und sogar durch Körperpflege- und Reinigungsmittel sowie Kosmetika können Fremdstoffe in ihrem Reaktionsverhalten und damit in ihrer biologischen bzw. toxischen Wirkung beeinflußt werden.

Es ist zwar heute nicht mehr ganz so wie zu Zeiten von VOLTAIRE, der im Blick auf das damalige medizinische Wissen sarkastisch formulierte: „*Ärzte schütten Medikamente, von denen sie wenig wissen, zur Heilung von Krankheiten, von denen sie noch weniger wissen, in Menschen hinein, von denen sie gar nichts wissen.*“ Trotzdem bleibt wohl angesichts des Einbringens von Chemikalien in unsere „persönliche Umwelt“ ein aktueller Bezug dieses VOLTAIREschen Ausspruchs unübersehbar.

In dem Labyrinth der synergestischen und antagonistischen Prozesse, wie sie im Reaktionskessel ablaufen, den wir Biosphäre nennen, kann der toxikologisch arbeitende Chemiker sich nur auf den Ariadnefaden zuverlässiger Kenntnisse über die Reaktivität der Elemente und Verbindungen in ihren verschiedenen Strukturen und Bindungsformen verlassen. Dazu benötigt er — unter anderem — eine in den ppt-Bereich vordringende Spurenanalytik (d. s. $1:10^{12}$), ferner neue enzymchemische und immunologische Untersuchungsverfahren. In enger Zusammenarbeit mit den Fachkollegen der Biologie und der Medizin muß er seine Erkenntnisse ständig am biologischen Objekt überprüfen. Seine Verantwortung reicht dabei weit über das im Laboratoriumsprotokoll Niedergelegte hinaus, denn künftig wird er wesentlich mehr als früher auch die sachgerechte Interpretation seiner Resultate in der Öffentlichkeit zu vertreten haben. Dabei darf er sich weder von sensationslüsternen Journalisten noch von produktionsblinden Ignoranten beeinflussen lassen.

2.4. *Gifte als chemische Kampfstoffe*

Am 22. April 1915 eröffnete der Einsatz des Chlorgases durch die kaiserlich-deutschen Truppen das Zeitalter der modernen Massenvernichtungsmittel.

Es erscheint sinnvoll, hier in gedrängter Form einen Überblick über die heute für einen Kampfstoffeinsatz in Betracht gezogenen Gifte zu geben. Ihre Anwendung dürfte überwiegend durch Raketen, teilweise auch mittels Aerosolgeneratoren sowie in untergeordnetem Maße durch Bomben, Geschosse und Minen erfolgen. Die Erfolgsaussichten eines Aggressors liegen in besonderem Maße in der Wirkung auf die ungeschützte Zivilbevölkerung. Daneben ist mit langzeitigen großflächigen Vergiftungen der Landschaft und den damit verbundenen weittragenden ökologischen Folgen zu rechnen.

Vorrangig haben folgende Gifte als chemische Kampfstoffe militärische Bedeutung:

Nervengifte: Der Begriff der militärisch relevanten Nervengifte ist durch die Entwicklungen seit und nach dem zweiten Weltkrieg

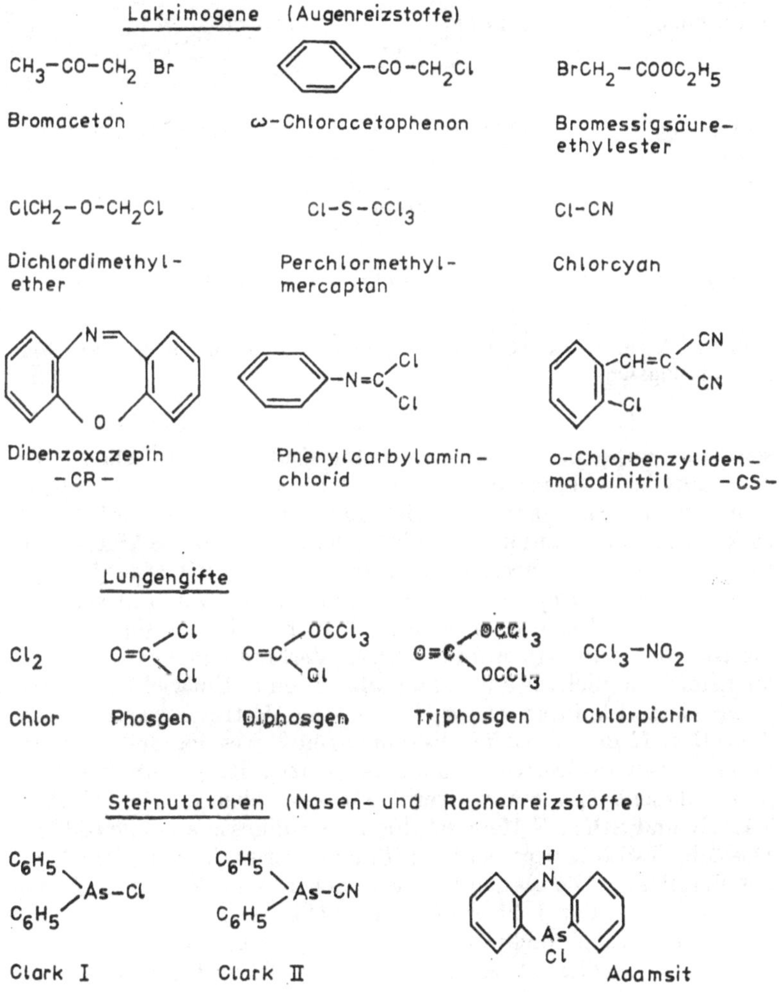

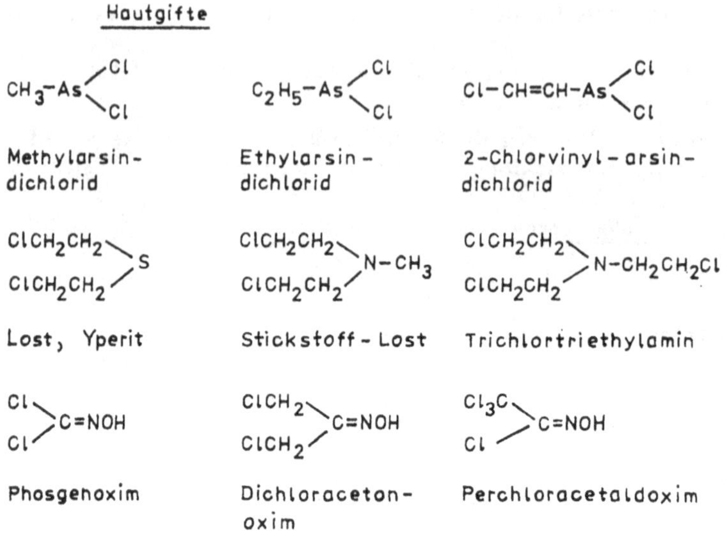

Abb. 31. Ausgewählte chemische Kampfstoffe unterschiedlichster Verbindungsklassen

sehr weit zu fassen. Am gefährlichsten sind die organischen Phosphorsäurederivate, insbesondere substituierte Ester der Phosphorsäure und der Phosphonsäure. Bekannte Vertreter wie das TABUN (Dimethylaminocyanphosphorsäureethylester), das SARIN (Methylfluorphosphonsäureisopropylester) und das SOMAN (Methylfluorphosphonsäurepinalkolylester) sind bereits vor und während des zweiten Weltkrieges entwickelt, Tabun und Sarin sogar bereits industriell produziert worden. Diese Verbindungen gelten heute allerdings lediglich als die Anfangsglieder einer Entwicklungskette.

Die derzeit militärisch bedeutsamsten Vertreter werden unter dem Begriff der V-Stoffe zusammengefaßt; es handelt sich um extrem toxische Derivate von Cholin- bzw. Thiocholinphosphon- bzw. -fluorphosphonsäureestern. Es sind ebenso wie TABUN, SARIN und SOMAN Hemmstoffe der Cholinesterase; die tödliche Dosis der V-Stoffe liegt bei 1 mg für einen Erwachsenen! Man kann das Vergiftungsbild als das einer endogenen Acetylcholinvergiftung charakterisieren (vgl. hierzu S. 131–141).

Der chemische Nachweis phosphororganischer Kampfstoffe ist problemlos möglich, ebenso ihre technische Entgiftung. Die Fragen

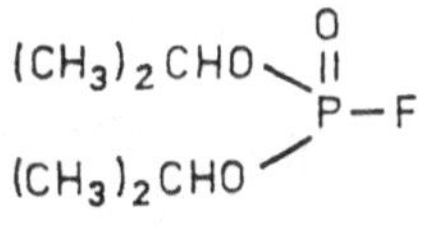

DFP

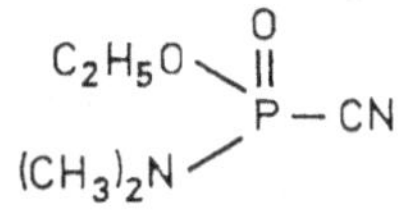

Tabun

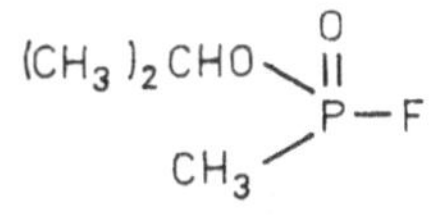

Sarin

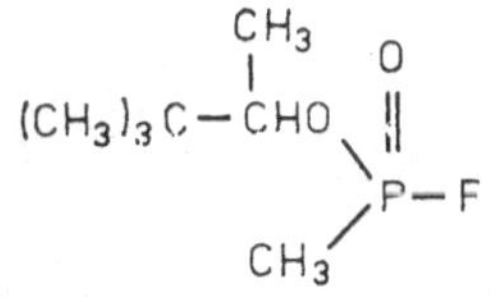

Soman

Abb. 32. Phosphororganische Kampfstoffe, die vor Beginn bzw. während des II. Weltkrieges entwickelt wurden

der ärztlichen Behandlung von durch phosphor-organische Kampfstoffe Vergifteten sind zwar im Prinzip gelöst und geeignete Gegenmittel (Antidote) vorhanden, jedoch stellt ein Massenanfall Vergifteter die medizinische Versorgung vor organisatorisch kaum lösbare Probleme.

Die kurzen Darlegungen über phosphororganische Kampfstoffe können nicht abgeschlossen werden, ohne noch auf die besondere Problematik der „Binärgifte" hinzuweisen.

In den fünfziger Jahren begann in den USA eine technologisch neue Phase der chemischen Massenvernichtungsmittel — die Entwicklung der „Binär-Waffen", die kurz skizziert werden soll, weil

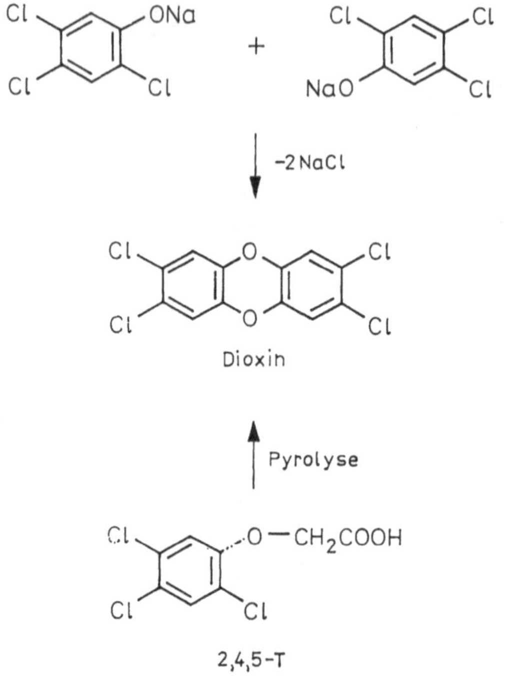

Abb. 33. Bildungsweise des sog. Dioxins

damit eine neue Eskalationsstufe im militärisch motivierten Mißbrauch der Gifte erreicht wurde.

Die neue Konzeption für die Kampfstoffproduktion und Lagerung beruht — vereinfacht dargestellt — darauf, daß man Vorräte an wenig toxischen Kampfstoff-Vorprodukten anlegt und diese Vorstufen getrennt in die jeweiligen Geschosse abfüllt, so daß sie sich erst nach dem Abschuß der Granate oder der Rakete während des Fluges vermischen. Der eigentliche Kampfstoff entsteht somit wenige Sekunden vor dem Erreichen des Zielgebietes.

Die Abb. 35 und 36 zeigen z. B. Reaktionen, die zur Synthese von sog. G- bzw. V-Stoffen in Binärwaffen dienen können. Die Binärwaffen-Technologie ermöglicht es einem Aggressor, seine Absichten sehr gut zu verschleiern. Er kann die erforderlichen Vorprodukte in der zivilen Chemieindustrie produzieren; er braucht

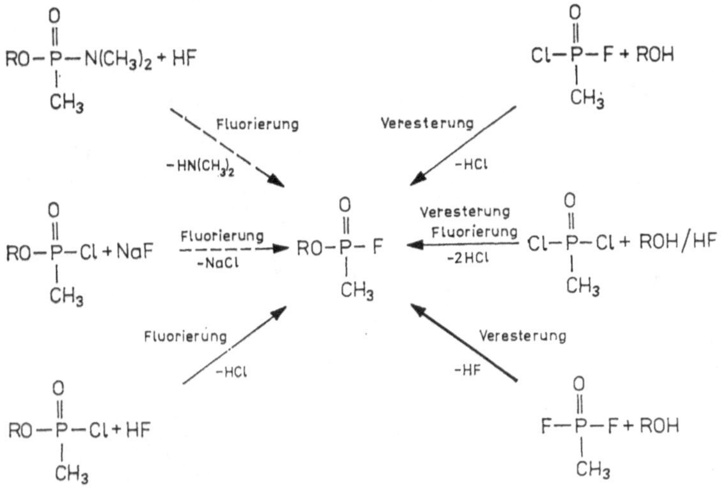

Abb. 34. Mögliche Reaktionen nach dem Binärwaffen-Prinzip für chemische Kampfstoffe der Sarin/Soman-Gruppe (sog. G-Stoffe nach US-amerikanischem Armeecode)

Mit einem dicken Reaktionspfeil ist eine für diesen Zweck besonders geeignete Umsetzung gekennzeichnet, die in Binärwaffen der USA genutzt wird.

Vorräte an diesen Stoffen nicht zu verheimlichen und kann sie ggf. tatsächlich für friedliche Zwecke verbrauchen, d. h. Pflanzenschutz- und Schädlingsbekämpfungsmittel oder andere chemisch-technische bzw. pharmazeutische Produkte daraus herstellen.

Neben den akut-tödlich wirkenden Nervengiften vom Typ der phosphororganischen Gifte mißt man einigen *Psychogiften* wachsende militärische Bedeutung zu. Unter diesem Begriff faßt man auf das Nervensystem wirkende Verbindungen zusammen, die als sogenannte „nichtletale" Kampfstoffe das psychische Verhalten der damit Überfallenen für mehrere Stunden oder Tage derart beeinflussen können, daß jeglicher Widerstand oder andere organisierte Gegenaktionen unterbunden werden.

Als Beispiel für solche Psychogifte galten bis Ende der siebziger Jahre die Piperidylbenzilate. Über die Weiter- bzw. Neuentwicklungen solcher militärtoxikologisch bedeutsamen Psychogifte ist nichts bekannt. Im Falle der Vergiftung großer Personengruppen entstehen, ähnlich wie bei der Anwendung phosphororganischer

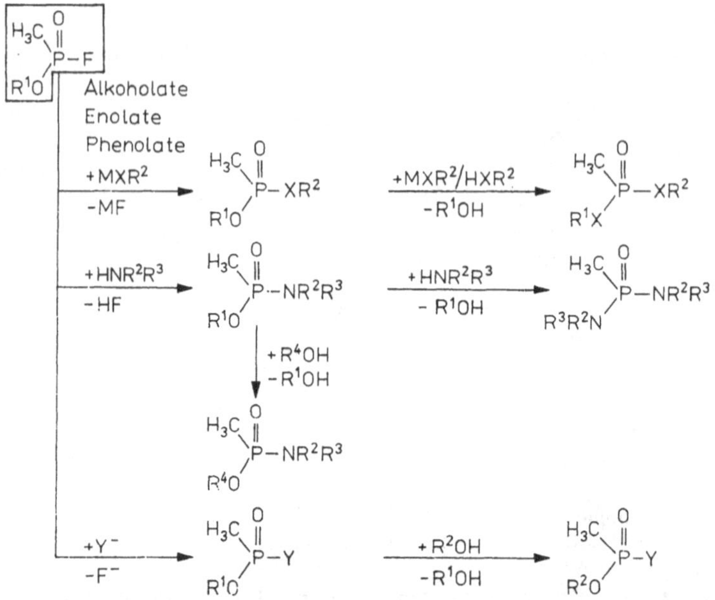

Abb. 35. Chemische Umwandlung phosphororganischer Kampfstoffe der Sarin/Soman-Gruppe durch nucleophile Abspaltung des Fluoratoms und anschließende Substitution der Alkoxygruppe
(*M* — Metallion; *X* — O oder S; *MXR*² — Alkoholat, Enolat oder Phenolat; Y^- — CN^-, SCN^-, N_3^-, metallorganische Verbindung usw.); hierfür existieren bereits die notwendigen wissenschaftlichen Erkenntnisse und technischen Erfahrungen.

Gifte, komplizierte Fragen der ärztlichen Versorgung und medizinisch-technischen Organisation.

Gleichfalls zu den Nervengiften gehörend, verdienen die als mögliche Sabotagemittel vor allem in England im zweiten Weltkrieg entwickelte Fluoracetate Beachtung. Der Fluoressigsäure und ihren Derivaten kommt auf Grund hoher Toxizität für zahlreiche Nutztiere Bedeutung zu (zum Beispiel für die Schädigung bzw. Vernichtung von Viehherden und zur Vergiftung der Trinkwasservorräte, aber auch zum individuellen Terror bei der „Ausschaltung" wichtiger Personengruppen). Brauchbare Antidot-Präparate bzw. Behandlungsmöglichkeiten sind bisher nicht bekannt; auch der Nachweis und die Entgiftung der Fluoracetate bedürfen noch der Lösung (s. S. 127—131).

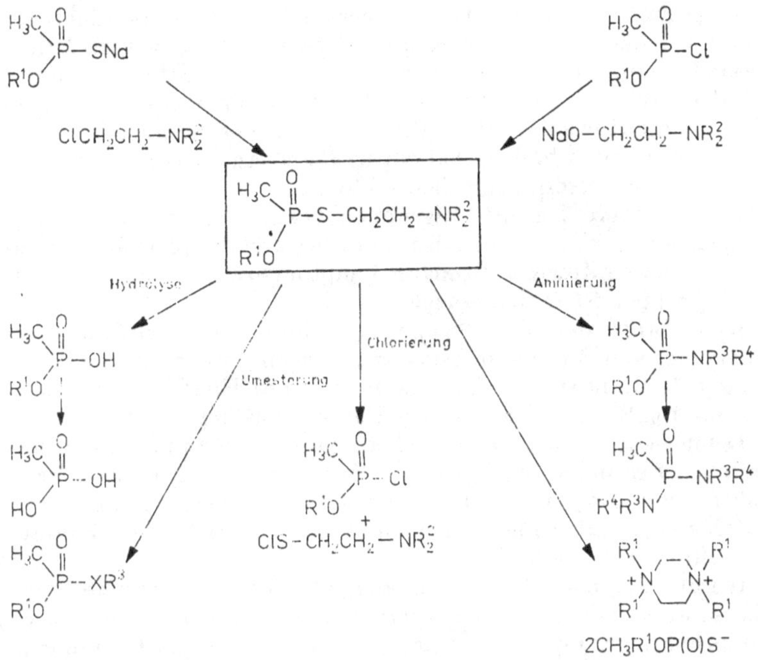

Abb. 36. Chemische Umwandlung von phosphororganischen Kampfstoffen der V-Stoff-Gruppe; hier bieten sich außerordentlich vielfältige Möglichkeiten. Das ist insbesondere deshalb wichtig, weil die heute für den Einsatz vorgesehenen V-Stoffe auf der Basis von Binärwaffen in Form ihrer Vorstufen gelagert werden. Die meisten dieser Vorprodukte lassen sich unmittelbar für die zivile Zwischenprodukt-Chemie nutzen.

Als Beispiel eines wichtigen „klassischen" Nervengiftes sei noch der Cyanwasserstoff bzw. die „Blausäure" genannt. Ihre leichte technische Zugängigkeit und die große Bevorratung in der zivilen chemischen Industrie sowie die hohe Toxizität dieser Verbindung legen die militärische Verwendung auch heute noch nahe. Das Fehlen eines einfach zu handhabenden Gegenmittels für den Vergifteten spielt hierbei eine wesentliche Rolle.

Hautgifte: Die mit Abstand bedeutsamsten Kampfstoffe dieser Gruppe sind die Yperite bzw. Loste, vor allem das 2,2-Dichlordiethylsulfid, das Schwefel-Lost. Die heutige militärische Bedeutung dieser Hautgifte ist begrenzt. Die Bestände, insbesondere aus der Zeit des zweiten Weltkrieges sind jedoch so beträchtlich, daß mit einem Einsatz im Kriegsfall gerechnet werden muß (insbesondere zur Geländevergiftung und damit der Behinderung der Landstreitkräfte). Für die ungeschützte Zivilbevölkerung stellen Verbindungen wie Schwefel- oder Stickstoff-Yperit eine sehr ernste Gefahr dar; auch hier ist bei einem Massenanfall von Vergifteten die ärztliche Versorgung äußerst schwierig.

Bevor andere Kampfstoffgruppen beschrieben werden, einige Anmerkungen zur Wirkung der Hautgifte und der phosphororganischen Nervengifte. Die primäre Symptomatologie beider Verbindungsgruppen ist sehr unterschiedlich.

Kampfstoffe der Lost-Gruppe zeigen im akuten Vergiftungsbild nach einer vom Verbindungstyp abhängigen Latenzzeit, die bis zu 8 oder 10 Stunden betragen kann, schwere Hautläsionen neben sekundären Stoffwechselstörungen unterschiedlichster Art.

Demgegenüber wirken phosphororganische Kampfstoffe innerhalb von Sekunden bis zu wenigen Minuten, d. h. bei ausreichend hoher Dosis, die je nach Art des Phosphorsäureester-Kampfstoffes zwischen 0,1 und 10 mg pro Person liegen kann, tritt unter Krämpfen sehr schnell der Tod ein.

Werden durch ärztliche Kunst die durch Loste oder durch Phosphorsäureester-Kampfstoffe Vergifteten gerettet und hinsichtlich der primären Symptomatologie „geheilt", so belegen katamnestische Studien das Auftreten von Spätwirkungen. Vor allem handelt es sich dabei um Krebserkrankungen sowie um psychopathologisch-neurologische Erscheinungsbilder. Daneben hat man noch weitere Spätschäden feststellen können, z. B. unterschiedliche Lungenerkrankungen, Blut- und Leberschäden, Störungen des Urogenitalbereiches einschließlich der Nierenfunktion sowie Augenschäden.

Hinsichtlich des biochemischen Wirkungsmechanismus weisen diese Spätschäden durch Hautgifte des Lost-Typs und den Nervengiften aus der Gruppe phosphororganischer Ester darauf hin, daß hier möglicherweise eine Gemeinsamkeit im Alkylierungsvermögen von Verbindungen aus beiden Substanzgruppen besteht.

Nachfolgend noch eine kurze Darlegung zu anderen Giften mit militärischer Bedeutung:

Phytogifte: Insbesondere seit dem Vietnam-Krieg wird dem Einsatz von Phytogiften zur Vernichtung der Nutzpflanzen eine steigende Bedeutung zugemessen. Zur Anwendung kamen damals seitens der USA hauptsächlich handelsübliche Verbindungen, wie

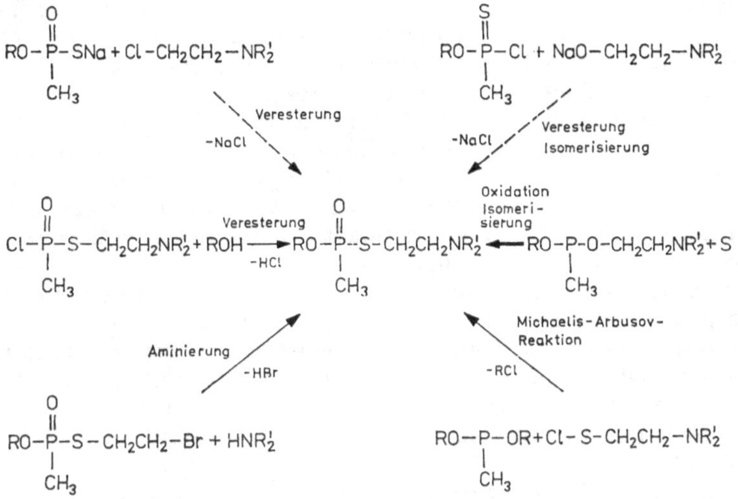

Abb. 37. Mögliche Reaktionen nach dem Binärwaffen-Prinzip für chemische Kampfstoffe des V-Stoff-Typs (sog. V- bzw. VX-Stoffe nach US-amerikanischem Armeecode)

Der dicke Reaktionspfeil hat hier dieselbe Bedeutung wie in Abb. 28.

die bekannten Herbizide aus der Reihe der Phenoxyessigsäurederivate (z. B. 2,4-D und 2,4,5-T), chlorierte Phenolderivate sowie Triazine und auch arsenorganische Gifte wie die Kakodylsäure. Bei der großflächigen Anwendung derartiger Herbizide in Vietnam hat es sich gezeigt, daß bei den in diesen Gebieten lebenden Menschen neben schweren Hautschäden vor allem Schädigungen des Nervensystems und des Verdauungstraktes sowie der Leber auftreten. Neben solchen akuten Vergiftungserscheinungen sind darüber hinaus weiterreichende Spät- und Dauerschäden zu registrieren, da einem Teil der angewendeten Verbindungen mutagene (auf das Erbgut gerichtete) und auch cancerogene (krebserzeugende) Eigenschaften zukommen. Hier ist insbesondere das als Nebenprodukt zur Anwendung gekommene 2.3.6.7.-Tetrachlordibenzodioxin (TCDD bzw. „Dioxin") zu nennen. Dieses Dioxin hat nach dem Vietnam-Krieg erneut die Öffentlichkeit im Zusammenhang mit dem „Seveso-Skandal" erregt; inzwischen findet diese Verbindung auch überall dort Aufmerksamkeit, wo chlorierte aromatische Verbindungen verbrannt werden (s. Abb. 33, S. 152).

Reizstoffe: Den überwiegend aus Beständen der beiden Weltkriege stammenden Reizstoffen (Tränen-, Rachen- und Lungenreizstoffe) kommt heute für den militärischen Einsatz noch begrenzte Bedeutung zu (z. B. für die Terrorisierung der ungeschützten Zivilbevölkerung). Beispiele für solche Substanzen sind Chloracetophenon, Brombenzylcyanid, Phenarsazinchlorid (Adamsit), Diphenylarsenchlorid bzw. -cyanid (Clark I und Clark II), sowie besonders das Benzylidenmalodinitril (CS-Stoff) und das Dibenzoxazepin (CR-Stoff). Die beiden letztgenannten Reizstoffe sind erst seit den siebziger Jahren in breiterem Umfang in das militärische Arsenal aufgenommen worden.

Eine besondere Art neuer chemischer Waffen können aus den Algogenen erwachsen. Es handelt sich hierbei um spezielle „Nervenreizstoffe", die über die bislang üblichen Reizstoffe mit bevorzugter Wirkung auf die Haut und insbesondere die Schleimhaut (Augen, Nasen-Rachenraum, Genitalien) weit hinaus reichen. Bei ihrer Anwendung wird auf chemischem Weg der Schmerz zur Waffe gemacht.

Das Beispiel der Algogene zeigt zugleich auch, wie problematisch die Definitionsversuche für chemische Stoffe sind. Nur das umfassende, bedingungslose Verbot aller Massenvernichtungsmittel, einschließlich der neuen Mittel und Möglichkeiten der Vernichtung und der Schädigung der Menschen sowie seiner Umwelt, führt aus der derzeitigen Sackgasse der Diskussionen. Es geht nicht nur um das Problem hoher oder niedriger tödlicher Dosen dieser und jener Gifte bzw. Kampfstoffe.

Alle chemischen Mittel, die geeignet sind, den Menschen durch Vergiftung akuten oder verzögert auftretenden gesundheitlichen Schaden zuzufügen, ihm Schmerzen zu bereiten oder ihn in psychisch abnorme Zustände zu versetzen, müssen von jeglicher militärischer Verwendung ausgeschlossen werden.

3. Literatur

Adam, J.: „*Einführung in die medizinische Statistik*", 2. Auflage, VEB Verlag Volk und Gesundheit, Berlin 1966

Ahrens, G.: „*Giftgesetz und Giftverkehr*", J. A. Barth, Leipzig 1979

Bader, H.: „*Lehrbuch der Pharmakologie und Toxikologie*", Edition Medizin, Weinheim/Deerfield Beach, Fla./Basel 1982

Baselt, R. C.: *Disposition of toxic drugs and chemicals in man*", Vol. 1: „*Centrally acting drugs*", Vol. 2: „*Peripherally acting drugs and common toxic chemicals*", Biomedical Publications, Canton/Conn. 1978

Baselt, R. C.: „*Biological monitoring methods for industrial chemicals*", John Wiley, Sussex 1980

BASELT, R. C.: „*Analytical procedures for therapeutic drug monitoring and emergency toxicology*", John Wiley, Sussex 1980

BENTZ, H.: „*Nutztiervergiftungen. Erkennung und Verhütung*", VEB Gustav Fischer Verlag, Jena 1969

BERMAN, E.: „*Analysis of drugs of abuse*", Heyden, London, New York, Rheine 1977

BERMAN, E.: „*Toxic metals and their analysis*", Heyden, London, New York, Rheine 1980

CAVALLI-SFORZA, L.: „*Biometrie*", 2. Aufl., VEB Gustav Fischer Verlag, Jena 1969

CLARKE, E. G. C.: „*Isolation and Identification of Drugs*", Vol. 1 und Vol. 2, The Pharmaceutical Press, London 1971, 1975, 2. Aufl. 1985

CLARKE, E. G. C. u. CLARKE, M. L.: „*Garners Veterinärmedizinische Toxikologie*", VEB Gustav Fischer Verlag, Jena 1968

CLARMANN, M. v.: „*Gezielte Erstbehandlung akuter Vergiftungen*" (5. Aufl.), Bayer Pharma Leverkusen 1980

CRAVEY, R. H. u. BASELT, R. C.: „*Introduction to Forensic Toxicology*", Biomed. Pub., Davis, CA 1981

CURRY, A. S.: „*Poison Detection in Human Organs*", (3. Aufl.) Charles C. Thomas Publ., Springfield/Illinois 1976

CURRY, A. S.: „*Advances in Forensic and Clinical Toxicology*". CRC Press, Cleveland/Ohio 1972

DAUNDERER, M.: „*Klinische Toxikologie*" (Loseblattsammlung), ecomed Verlagsgesellschaft, Landsberg/Lech 1981

DIBBERN, H.-W.: „*UV- und IR-Spektren wichtiger pharmazeutischer Wirkstoffe*", Editio Cantor, Aulendorf 1978

DÜRWALD, W.: „*Gerichtliche Medizin*", 2. Aufl., J. A. Barth, Leipzig 1986

DORSCH, S., MEINHARD, P. u. SCHINDLER, M. (Hrsg.): Merkblätter für den Umgang mit gefährlichen Stoffen. Tribüne Verlag, Berlin 1981

EFRON, D. H., HOLMSTEDT, Bo. u. KLINE, N. S. (Hrsg.): „*Ethnopharmacologie Search for Psychoactive Drugs*", Raven Press, New York 1979

ELSTNER, P., LOHS, Kh. u. STEPHAN, U.: „*Umgang mit gefährlichen Stoffen*" (Rechtsvorschriften), Tribüne Verlag, Berlin 1982

STEPHAN, U., ELSTNER, P. u. MÜLLER, R. K. (Hrsg.): „*Lexikon Toxikologie*", Bibliograph. Institut, Leipzig 1985

EMMRICH, R. (Hrsg.): „*Arbeitsmethoden in der Inneren Medizin und mit ihr verwandten Gebieten*", Bd. 5: „*Klinisch-chemische Labormethoden*", VEB Gustav Fischer Verlag, Jena 1969

FELLER, K. u. MÜLLER, Hg.: „*Spezielle klinische Pharmakologie*", VEB Verlag Volk und Gesundheit, Berlin 1978

FEUERLEIN, W. (Hrsg.): „*Cannabis heute*", Akad. Verlagsgesellschaft, Wiesbaden 1980

FORTH, W., HENSCHLER, D. u. RUMMEL, W.: „*Allgemeine und spezielle Pharmakologie und Toxikologie*" (4. Aufl.), Bibliograph. Institut, Mannheim/Wien/Zürich 1983

FRANKE, S.: „*Lehrbuch der Militärchemie*" (2 Bde), 2. Aufl., Militärverlag der DDR, Berlin 1977

FROHNE, D. u. PFÄNDER, J.: „*Giftpflanzen*", Wiss. Verlagsgesellschaft, Stuttgart 1982

GELDMACHER, u. MALLINCKRODT, M.: „*Forensische Toxikologie*" in B. MUELLER: „*Gerichtliche Medizin*", Bd. 2, Springer-Verlag, Berlin/Heidelberg/New York 1975, S. 692–988

GELDMACHER, von MALLINCKRODT, M.: „*Einfache Untersuchungen auf Gifte im klinisch-chemischen Laboratorium*", Georg Thieme-Verlag, Stuttgart/New York 1976

GRAF, E. u. PREUSS, FR. R. (Hrsg.): „*Gadamers Lehrbuch der chemischen Toxikologie und Anleitung zur Ausmittelung der Gifte*" (3. Aufl.), Vandenhoeck u. Ruprecht, Göttingen Band I/1: 1969, Band I/2: 1979, Band II: 1966

GRÜNER, D.: „*Schädigung durch Alkohol und alkoholähnliche Körper unter besonderer Berücksichtigung des Straßenverkehrs*", in B. MUELLER: „*Gerichtliche Medizin*", Bd. II, Springer-Verlag, Berlin/Heidelberg/New York 1975, S. 989–1052

GÜTTNER, I.: „*Versuchstierkrankheiten*" (Einführung in die Versuchstierkunde, Bd. 3), VEB Gustav Fischer Verlag, Jena 1979

GÜTTNER, J., SCHINKE, E. u. KLÖCKING, H.-P.: „*Versuchstieranästhesie*", Bd. 2 aus „*Aktuelle Probleme der Toxikologie*" (hrsg. v. H.-P. KLÖCKING u. W. D. WIEZOREK) Halle (Druckhaus Freiheit) 1982

HABERMEHL, G.: „*Gifttiere und ihre Waffen*" (2. Aufl.), Springer-Verlag, Berlin/Heidelberg/New York 1982

HASCHEN, R. J.: „*Laborwerte und ihre Bedeutung*" (2. Aufl.), VEB Verlag Volk und Gesundheit, Berlin 1971

HAUSCHILD, F.: „*Pharmakologie und Grundlagen der Toxikologie*" (4. Auflage), VEB Georg Thieme Verlag, Leipzig 1973

KLINGER, W.: „*Arzneimittelnebenwirkungen*", VEB Gustav Fischer Verlag, Jena 1974

KLÖCKING, H.-P. u. GÜTTNER, I.: „*Der Tierversuch*", Bd. 1/2 aus „*Aktuelle Probleme der Toxikologie*" (hrsg. v. H.-P. KLÖCKING u. W. D. WIEZOREK), Druckhaus Freiheit, Halle 1982

KÖHLER, D., MADRY, M. u. HEINECKE, H.: „*Angewandte Versuchstierkunde*" (Einführung in die Versuchstierkunde, Bd. 2), VEB Gustav Fischer Verlag, Jena 1978

KORTE, F. (Hrsg.): „*Ökologische Chemie*", Georg Thieme Verlag, Stuttgart/New York 1980

KUSCHINSKY, G., LÜLLMANN, H. u. THIES, P.: „*Kurzes Lehrbuch der Pharmakologie und Toxikologie*" (9. Aufl.), Georg Thieme Verlag, Stuttgart/New York 1981

LEWIN, L.: „*Gifte und Vergiftungen*" (Lehrbuch der Toxikologie, 4. Aufl.) Georg Stilke-Verlag, Berlin 1929; 5. unveränderte Auflage Karl-F. Haug Verlag, München 1962

LIEBENOW, K. u. LIEBENOW, K.: „*Giftpflanzen*“ (2. Aufl.), VEB Gustav Fischer Verlag, Jena 1981

LOHS, Kh.: „*Synthetische Gifte*“ (4. Aufl.), Militärverlag der DDR, Berlin 1974

LOHS, Kh. u. MARTINETZ, D.: „*Entgiftung – Mittel, Methoden und Probleme*“, Akademie-Verlag, Berlin 1978

LOHS, Kh. u. MARTINETZ, D.: „*Entgiftung und Vernichtung chemischer Kampfstoffe*“, Militärverlag der DDR, Berlin 1983

LOHS, Kh. u. MÜLLER, R.K. (Hrsg.): „Symposium zur Geschichte der Toxikologie“, FCT d. AdW u. Inst. f. Gerichtl. Med. d. KMU, Leipzig 1978

LUDEWIG, R. u. LOHS, Kh.: „*Akute Vergiftungen*“ (6. Aufl.), VEB Gustav Fischer Verlag, Jena 1981

MAEHLY, A. u. STRÖMBERG, L.: „*Chemical Criminalistics*“, Springer-Verlag, Berlin/Heidelberg/New York 1981

MARKWARDT, F.: „*Allgemeine und spezielle Pharmakologie*“ (3. Aufl.), VEB Verlag Volk und Gesundheit, Berlin 1978

MARTINETZ, D.: „*Immobilisierung, Entgiftung und Zerstörung von Chemikalien*“, VEB Deutscher Verlag für Grundstoffindustrie, Leipzig 1981

MATOUSEK, J. u. TOMEČEK, J.: „*Analyse synthetischer Gifte*“, Deutscher Militärverlag, Berlin 1965

MOESCHLIN, S.: „*Klinik und Therapie der Vergiftungen*“ (6. Aufl.), Georg Thieme-Verlag, Stuttgart/New York 1980

MÜLLER, B.: „*Gerichtliche Medizin*“ (2. Aufl.), Springer-Verlag, Berlin/Heidelberg/New York 1975

MÜLLER, G. u. KISSIG, R.: „*Allgemeine Versuchstierkunde*“ (Einführung in die Versuchstierkunde, Bd. 1), VEB Gustav Fischer Verlag, Jena 1977

MÜLLER, R. K. (Hrsg.): „Analytik und Diagnose akuter Intoxikationen I“, Abt. f. Tox. Chemie d. Inst. f. Gerichtl. Med. d. KMU, Leipzig 1975

MÜLLER, R. K.: „*Die toxikologisch-chemische Analyse*“ (1. Aufl.), Theodor Steinkopff, Dresden und Verlag Chemie, Weinheim/New York 1976; 2. Aufl., VEB Verlag Volk u. Gesundheit, Berlin (im Druck)

MÜLLER, R. K. (Hrsg.): „Akute Intoxikationen II“, Abt. f. Tox. Chemie d. Inst. f. Gerichtl. Med. d. KMU, Leipzig 1976

MÜLLER, R. K. (Hrsg.): „Akute Intoxikationen III, – Prophylaxe, Analytik, Diagnose, Therapie“, Abt. f. Tox. Chemie d. Inst. f. Gerichtl. Med. d. KMU, Leipzig 1978

MÜLLER, R. K. (Hrsg.): „*Toxikologische und analytische Probleme bei Lösungsmittelexpositionen*“, Leipzig 1980

MÜLLER, R. K. (Hrsg.): „Diagnose und Therapie akuter Intoxikationen IV“, Abt. f. Tox. Chemie d. Inst. f. Gerichtl. Med. d. KMU, Leipzig 1982

MÜLLER, R. K. (Hrsg.): „Instrumentelle Analytik in der Toxikologie“, Abt. f. Tox. Chemie d. Inst. f. Gerichtl. Med. d. KMU, Leipzig 1983

MÜLLER, R. K. (Hrsg.): „*Dokumente zur Entwicklung der Toxikologie im 19. Jahrhundert*“, Akademie-Verlag, Berlin 1986

MÜLLER, R. K. u. LOHS, Kh. (Hrsg.): „Beiträge zur Geschichte der Toxikologie", Inst. f. Gerichtl. Med. d. KMU und FCT der AdW, Leipzig 1981

MÜLLER, R. K., HOLMSTEDT, B. u. LOHS, Kh. (Hrsg.): „Der Toxikologe Louis Lewin (1850–1929)", Inst. f. Gerichtl. Med. d. KMU, Leipzig 1982; 2. Aufl. 1985

MÜLLER, R. K. (Hrsg.): „Intoxikationen V", Abt. f. Tox. Chemie d. Inst. f. Gerichtl. Medizin d. KMU, Leipzig 1985

MÜLLER, R. K. (Hrsg.): „Toxikologische Analytik", Band 8 aus „Aktuelle Probleme der Toxikologie" (hrsgb. v. H.-P. KLÖCKING u. W.-D. WIEZOREK), Leipzig 1986

MÜLLER, R. K. u. PROKOP, O.: „*Geschichte der Genußpilze*" in B. SCHMAHL u. M. AMBERGER-LAHRMANN (Hrsg.): „*Geschichte der Toxikologie*", Springer-Verlag, Heidelberg/Berlin/Tokyo 1987

NEGWER, M.: „*Organisch-chemische Arzneimittel und ihre Synonyme*" (5. Aufl.), Akademie-Verlag, Berlin 1978

OKONEK, S.: „*Vergiftungen, Entgiftung, Giftinformation*", Springer-Verlag, Berlin/Heidelberg/New York 1981

PANKOW, D.: „*Toxikologie des Kohlenmonoxids*", VEB Verlag Volk und Gesundheit, Berlin 1981

PAULENZ, H. u. ELSTNER, P. (Hrsg.): „*Giftgesetz der DDR – Rechtsvorschriften und Kommentar*", Akademie-Verlag, Berlin 1980

PSCHYREMBEL, W.: „*Klinisches Wörterbuch*" (254. Aufl.), Walter de Gruyter, Berlin/New York 1982

RAPOPORT, S. M.: „*Medizinische Biochemie*" (7. Aufl.), VEB Verlag Volk und Gesundheit, Berlin 1977

RICHTERICH: „*Klinische Chemie*" (3. Aufl.), Karger, Basel/München/Paris 1971

ROTH, L. u. DAUNDERER, M.: *Giftliste*" (Loseblattsammlung), ecomed Verlagsgesellschaft, Landsberg/Lech 1982

SCHELER, W.: *Grundlagen der allgemeinen Pharmakologie*", VEB Gustav Fischer Verlag, Jena 1969

SCHÜTZ, H.: „*Alkohol im Blut, Nachweis und Bestimmung, Umwandlung und Berechnung*", Verlag Chemie, Weinheim 1983

SCHÜTZ, H.: „*Benzodiazepines. A Handbook*", Springer-Verlag, Berlin/Heidelberg/New York 1982

SEXTON, W. A.: „*Chemische Konstitution und biologische Wirkung*", Verlag Chemie, Weinheim/Bergstr. 1958

SEYFFART, G.: „*Giftindex. Dialyse und Hämoperfusion bei Vergiftungen*" (Loseblattsammlung), Verlag Carl Bindernagel, Friedberg/Hessen 1979 ff.

SMYTH, D. H.: „*Alternativen zu Tierversuchen*", Gustav Fischer Verlag, Stuttgart/New York 1982

SPÄTH, G.: „*Vergiftungen und akute Arzneimittelüberdosierungen*" (2. Aufl.), Walter de Gruyter, Berlin/New York 1982

SPECTOR, W. S. (Hrsg.): „*Handbook of Toxicology*, Vol. I., W. B. Saunders Comp., Philadelphia/London 1956

STADE, K.: „*Pharmakologie und Klinik synthetischer Gifte*", Militärverlag der DDR, Berlin 1967

STOBBE, H.: „*Hämatologischer Atlas*" (3. Aufl.), Akademie-Verlag, Berlin 1970
SUNSHINE, I. (Hrsg.): „*Handbook of Analytical Toxikology*", CRC Press, Cleveland/Ohio 1969
SUNSHINE, I.: „*Methodology of Analytical Toxikology*", CRC Press, Cleveland/Ohio 1975
TÄSCHNER, K.-L.: „*Das Cannabis-Problem*", Akademische Verlagsgesellschaft, Wiesbaden 1979
TÄSCHNER, K.-L.: „*Rausch und Psychose*", Verlag W. Kohlhammer, Stuttgart/Berlin/Köln/Mainz 1980
TÄSCHNER, K.-L. u. TICHTBERG, W.: „*Kokain-Report*", Akademische Verlagsgesellschaft, Wiesbaden 1982
TEICHMANN, B., SCHRAMM, T. u. TEICHMANN, M.: „*Substanzen mit kanzerogener Wirkung*", Berlin 1979
THIER, L.: „*Grundlagen der exqerimentellen Arzneimittelforschung*", Wiss. Verlagsgesellschaft, Stuttgart 1965
VELVART, J.: „*Toxikologie der Haushaltprodukte*", Verlag Hans Huber, Bern/Stuttgart/Wien 1981
WALTHER, H.: „*Allgemeine klinische Pharmakologie und Arzneimittelverordnungslehre*", VEB Verlag Volk und Gesundheit, Berlin 1978
WALTHER, H., FELLER, K. u. HÜLLER, H.: „*Allgemeine klinische Pharmakologie*", VEB Verlag Volk und Gesundheit, Berlin 1974
WIRTH, W. u. GLOXHUBER, C.: „*Toxikologie für Ärzte, Naturwissenschaftler und Apotheker*", Georg-Thieme-Verlag, Stuttgart/New York 1981
ZETKIN, M. u. SCHALDACH, H.: „Wörterbuch zur Medizin" (8. Aufl.), VEB Verlag und Gesundheit, Berlin 1976
N. N., „*Industrietoxikologie*", Verlag Tribüne, Berlin 1971
N. N., „Tabellenbuch brennbarer und gefährlicher Stoffe", Staatsverlag der DDR, Berlin 1979

4. Sachwortverzeichnis

ISBN 3-05-500298-9
ISSN 0084-0971

Die Autoren

- führen die Leser in die Wirkungsbedingungen der Gifte, in die Grundbegriffe der Diagnose, Analytik und Therapie von Vergiftungen ein
- behandeln die Wirkungen einer Auswahl wichtiger Giftgruppen
- wenden sich mit diesem Band an Chemiker, Biochemiker, Biologen, Pharmazeuten, Physiker, Ingenieure und aller von toxikologischen Problemen tangierten technischen Disziplinen

WISSENSCHAFTLICHE TASCHENBÜCHER

Kolibri 360 GmbH
Ferdinand-Jühlke-Straße 7
99095 Erfurt, Deutschland
produktsicherheit@kolibri360.de